Berichte zur
Lebensmittelsicherheit
2011

Berichte zur Lebensmittelsicherheit 2011

Bundesweiter Überwachungsplan 2011.
Gemeinsamer Bericht
des Bundes und der Länder

BVL-Reporte

IMPRESSUM

Bibliografische Information der Deutschen Bibliothek

Die Deutsche Nationalbibliothek verzeichnet diese Publikation in der Deutschen Nationalbibliografie; detaillierte bibliografische Daten sind im Internet über http://dnb.d-nb.de abrufbar.

ISBN 978-3-0348-0574-2
ISBN 978-3-0348-0575-9 (eBook)
DOI 10.1007/978-3-0348-0575-9
Springer Basel Dordrecht Heidelberg London New York

Herausgeber: Bundesamt für Verbraucherschutz und Lebensmittelsicherheit (BVL)
                               Dienststelle Berlin
                               Mauerstraße 39–42
                               D-10117 Berlin

Schlussredaktion: Frau Dr. S. Dombrowski, Frau N. Banspach (BVL, Pressestelle)

Koordination: Frau Dr. S. Lhafi (BVL, Ref. 103), Frau D. Köppe (BVL, Ref. 103)

BÜp-Redaktionsgruppe: Frau J. Becker (LAV-ALB), Frau B. Bienzle (LAV-ALB), Herr R. Grosser (LAV-ALB), Herr Dr. G. Hauner (ALTS), Frau Dr. S. Lhafi (BVL, Ref. 103), Herr Dr. A. Preuß (ALS), Frau S. Strizl-Bomke (LAV-AFFL)

Die Autoren der Berichte zu den einzelnen Programmen werden in den Kapiteln 4 bis 7 unter der betreffenden Programmüberschrift genannt.

ViSdP: Frau N. Banspach (BVL, Pressestelle)
Umschlaggestaltung: Gestaltwandler, Bonn und Birkhäuser
Titelbild: Herr G. Hilfert (BWVI Hamburg)
Satz: le-tex publishing services GmbH

Springer Basel AG, Postfach 133, CH-4010 Basel, Schweiz
Ein Unternehmen der Fachverlagsgruppe Springer Science+Business Media

Gedruckt auf säurefreiem und chlorfrei gebleichtem Papier
BVL-Reporte, Band 7, Heft 4

9 8 7 6 5 4 3 2 1   www.springer.com

Inhaltsverzeichnis

Die Allgemeine Verwaltungsvorschrift über Grundsätze zur Durchführung der amtlichen Überwachung der Einhaltung lebensmittelrechtlicher, weinrechtlicher, futtermittelrechtlicher und tabakrechtlicher Vorschriften (AVV Rahmen-Überwachung – AVV RÜb) vom 1. Juni 2012 regelt Grundsätze für die Zusammenarbeit der Behörden der Bundesländer untereinander und mit dem Bund und soll zu einer einheitlichen Durchführung der lebensmittelrechtlichen und weinrechtlichen Vorschriften für die amtliche Kontrolle beitragen.

Je 1.000 Einwohner und Jahr muss die Zahl amtlicher Proben nach § 9 der AVV RÜb bei Lebensmitteln grundsätzlich fünf (entspricht insgesamt ca. 400.000 Proben in Deutschland), bei Tabakerzeugnissen, kosmetischen Mitteln und Bedarfsgegenständen grundsätzlich insgesamt 0,5 Proben bzw. insgesamt 40.000 Proben betragen. Ein Teil dieser Gesamtprobenzahl (0,15 bis 0,45 Proben je 1.000 Einwohner und Jahr, d. h. ca. 12.000 bis ca. 36.000 Proben) wird nach § 11 AVV RÜb bundesweit einheitlich im Rahmen des Bundesweiten Überwachungsplans (BÜp) und anderer koordinierter Programme untersucht.

Berichte zur Lebensmittelsicherheit 2011, DOI 10.1007/978-3-0348-0575-9_1,
© Bundesamt für Verbraucherschutz und Lebensmittelsicherheit (BVL) 2013

Organisation und Verlauf

Der Bundesweite Überwachungsplan (BÜp) ist ein für ein Jahr festgelegter Plan über die zwischen den Bundesländern abgestimmte Durchführung von amtlichen Kontrollen zur Überprüfung der Einhaltung der lebensmittelrechtlichen, weinrechtlichen und tabakrechtlichen Vorschriften. Er kann Programme enthalten zu Produkt- und Betriebskontrollen oder eine Kombination aus beidem. Im Gegensatz zum Monitoring nach § 50 – 52 des Lebensmittel- und Futtermittelgesetzbuches (LFGB) ist der BÜp ein risikoorientiertes Überwachungsprogramm. Das heißt, dass die Auswahl der zu untersuchenden Proben und der zu kontrollierenden Betriebe gezielt auf Basis einer Risikoanalyse erfolgt. Im Rahmen des BÜp können Lebensmittel, Kosmetika, Bedarfsgegenstände, Tabakerzeugnisse und Erzeugnisse im Sinne des Weingesetzes untersucht werden. Die Untersuchungen von Erzeugnissen können dabei beispielsweise die folgenden Aspekte abdecken: chemische Parameter, mikrobiologische Parameter, die Anwendung bestimmter Herstellungsverfahren oder die Überprüfung von Kennzeichnungselementen. Betriebskontrollen werden vorrangig durchgeführt zur Prüfung der Einhaltung hygienerechtlicher Vorgaben, der Rückverfolgbarkeit, der Zusammensetzung und der Kennzeichnung der Produkte.

Ziel des BÜp ist es, bundesweite Aussagen über die Einhaltung lebensmittelrechtlicher, weinrechtlicher und tabakrechtlicher Vorschriften einschließlich Täuschungsschutz zu erhalten. Gerade bei neuen gesetzlichen Regelungen wie beispielsweise neu eingeführten Höchstgehalten oder geänderten Kennzeichnungsvorschriften sind bundesweite Aussagen zum Grad der Umsetzung bzw. der Verstöße von Interesse. Außerdem werden im BÜp auch häufig Daten zur Klärung von aktuellen Fragestellungen und zur Festlegung vorläufiger Höchstgehalte erhoben.

Die Bundesländer, das Bundesministerium für Ernährung, Landwirtschaft und Verbraucherschutz (BMELV), das Bundesinstitut für Risikobewertung (BfR) sowie das Bundesamt für Verbraucherschutz und Lebensmittelsicherheit (BVL) können Vorschläge für BÜp-Programme einreichen. Die Entscheidung, welche dieser Programme tatsächlich durchgeführt werden sollen, wird in der BÜp-Expertengruppe getroffen.

Da aufgrund regionaler Unterschiede nicht alle Fragestellungen für alle Bundesländer gleich relevant sind, entscheiden diese eigenständig, an welchen BÜp-Programmen sie sich mit wie vielen Proben beteiligen. Eine Umsetzung der Programme erfolgt nur dann, wenn mindestens zwei Bundesländer eine Beteiligung daran zusagen. Auf der Basis der ausgewählten Programme wird vom BVL der BÜp erstellt.

Die im Rahmen des BÜp erhobenen Daten werden dem BVL übermittelt. Nach Überprüfung der Vollständigkeit der von den Ländern übermittelten Daten werden die Einzeldaten zu den einzelnen Programmen zusammengestellt. Nach einer ersten Plausibilitätsprüfung im BVL werden die zusammengestellten Einzeldaten den Programminitiatoren übermittelt, die ihrerseits eine weitere Plausibilitätsprüfung der Daten vornehmen. Gleichzeitig mit den Einzeldaten erhalten die Programminitiatoren einen Vorschlag für die tabellarische Darstellung der Auswertungen zu dem von ihnen initiierten Programm. Entsprechend der Rückmeldung des jeweiligen Programminitiators werden die Auswertungen der Daten in der Regel im BVL vorgenommen. Anhand der vom BVL übermittelten Auswertungen erstellen die Programminitiatoren einen Berichtsentwurf. Die übermittelten Berichtsentwürfe werden mit den allgemeinen Kapiteln zu einem Gesamtberichtsentwurf zusammengeführt und der BÜp-Redaktionsgruppe übermittelt. Die in der Redaktionsgruppe abgestimmte Fassung wird anschließend den obersten Landesbehörden zur Zustimmung übermittelt. Nach der öffentlichen Vorstellung des Endberichtes durch das BVL gemeinsam mit dem LAV-Vorsitz steht dieser gemeinsame Bericht des Bundes und der Länder sowohl in gedruckter Form als auch elektronisch unter www.bvl.bund.de/buep allen Interessierten zur Verfügung.

Berichte zur Lebensmittelsicherheit 2011, DOI 10.1007/978-3-0348-0575-9_2,
© Bundesamt für Verbraucherschutz und Lebensmittelsicherheit (BVL) 2013

Insgesamt wurden 23 Programme für den BÜp 2011 ausgewählt, an denen sich die Bundesländer und die Bundeswehr mit etwa 6.500 Proben und etwa 4.500 Betriebskontrollen beteiligten (Tab. 3.1). Es wurden Probenahmen in den Bereichen Lebensmittel, Bedarfsgegenstände und Kosmetika sowie Betriebskontrollen durchgeführt. Tabelle 3.2 zeigt eine Übersicht der Beteiligung der Bundesländer an den einzelnen Programmen.

Die Programme und deren Ergebnisse sind in den Kap. 4 bis 7 detailliert dargestellt. Die Empfehlungen, die für die amtliche Kontrolle aus den Ergebnissen abgeleitet werden können, sind in Tabelle 3.1 zusammenfassend aufgeführt.

Tab. 3.1 Programme des Bundesweiten Überwachungsplans 2011 sowie Anzahl ausgewerteter Proben und Empfehlungen, die aus diesen Programmen abgeleitet werden können

Programm	Anzahl Proben	Anzahl Betriebskontrollen	Empfehlung
Untersuchung von Lebensmitteln auf Stoffe und die Anwendung von Verfahren			
3-MCPD-Fettsäureester in Fetten und Ölen	323		Stichprobenartige routinemäßige Kontrolle
Niacinquelle in Energydrinks und -shots	258		Stichprobenartige routinemäßige Kontrolle
trans-Fettsäuren in Eis, Eiern, Suppen und Soßen	758		Stichprobenartige routinemäßige Kontrolle
Anorganisches Arsen in Reis	185		Weitere Berücksichtigung in der amtlichen Kontrolle, ggf. Wiederaufgreifen in einem angepassten Programm, sobald ein Höchstgehalt festgelegt wurde
Benzol in Karottensäften für Säuglinge und Kleinkinder	165		Verstärkte Berücksichtigung in der amtlichen Kontrolle, ggf. Wiederaufgreifen in einem angepassten Programm
Polycyclische aromatische Kohlenwasserstoffe (PAK) in Gewürzen und getrockneten Kräutern	302		Stichprobenartige routinemäßige Kontrolle, Dialog mit den Gewürzherstellern
Ethylcarbamat in Steinobstbränden und -trestern	657		Verstärkte Berücksichtigung in der amtlichen Kontrolle
Aflatoxine und Ochratoxin A in Muskatnusspulver	277		Verstärkte Berücksichtigung in der amtlichen Kontrolle, ggf. Wiederaufgreifen in einem angepassten Programm
Dioxine und dioxinähnliche polychlorierte Biphenyle (dl-PCB) in Rindfleisch aus Mutterkuhhaltung (Weidehaltung)	220		Verstärkte Berücksichtigung in der amtlichen Kontrolle, ggf. Wiederaufgreifen in einem angepassten Programm

Berichte zur Lebensmittelsicherheit 2011, DOI 10.1007/978-3-0348-0575-9_3,
© Bundesamt für Verbraucherschutz und Lebensmittelsicherheit (BVL) 2013

Programm	Anzahl Proben	Anzahl Betriebs- kontrollen	Empfehlung
Mangan in Ananas, Ananassäften und -nektaren	606		Stichprobenartige routinemäßige Kontrolle
Fischartbestimmung in als Seezunge bezeichneten Fischportionen aus der Gastronomie	210		Verstärkte Berücksichtigung in der amtlichen Kontrolle, ggf. Wiederaufgreifen in einem angepassten Programm
Untersuchung von Lebensmitteln auf Mikroorganismen			
Mikrobieller Status von Keimlingen	154		Verstärkte Berücksichtigung in der amtlichen Kontrolle
Mikrobieller Status von Rindertatar für den Rohverzehr	364		Verstärkte Berücksichtigung in der amtlichen Kontrolle
Mikrobieller Status und Histamingehalt des Inhalts von geöffneten Thunfischdosen aus der Gastronomie	558		Verstärkte Berücksichtigung in der amtlichen Kontrolle
Untersuchung von Bedarfsgegenständen und kosmetischen Mitteln			
Antimon-Freisetzung aus polyethylenterephthalat-(PET-)haltigen Textilien	433		Stichprobenartige routinemäßige Kontrolle
N-Nitrosodiethanolamin (NDELA) und Bronopol in Fingermalfarben	117		Verstärkte Berücksichtigung in der amtlichen Kontrolle
Phenol-Freisetzung aus PVC-Spielzeug und aus für Kinder bestimmten Bedarfsgegenständen mit Körper- oder Schleimhautkontakt	91		Stichprobenartige routinemäßige Kontrolle
Vitamin A in kosmetischen Mitteln	279		Kurzfristige geeignete Maßnahmen (Beschränkung des Vitamin A-Zusatzes in kosmetischen Mitteln)
p-Dioxan in Shampoos, Dusch- und Schaumbädern	351		Stichprobenartige routinemäßige Kontrolle, Anpassung des Richtwerts für p-Dioxan an den aktuellen Stand der Technik (Senkung)
Betriebskontrollen			
Temperaturprüfung in Kühltheken für frisches Hackfleisch im Einzelhandel		3.005	Verstärkte Berücksichtigung in der amtlichen Kontrolle
Überprüfung von Transportfahrzeugen für pulverförmige Lebensmittel		142	Verstärkte Berücksichtigung in der amtlichen Kontrolle, ggf. Wiederaufgreifen in einem angepassten Programm
Überwachung von Großküchen und Großkantinen mit eigener Speisenherstellung		1.003	Stichprobenartige routinemäßige Kontrolle
Hygiene in Räucherfischbetrieben; Vorkommen von *Listeria monocytogenes*		159	Verstärkte Berücksichtigung in der amtlichen Kontrolle, ggf. Wiederaufgreifen in einem angepassten Programm
Gesamt	**6.308**	**4.309**	

Tab. 3.2 Beteiligung der Bundesländer/BMVg an den einzelnen Programmen des Bundesweiten Überwachungsplans 2011 (graue Felder)
BW: Baden-Württemberg, BY: Bayern, BE: Berlin, BB: Brandenburg, HB: Bremen, HH: Hamburg, HE: Hessen, MV: Mecklenburg-Vorpommern, NI: Niedersachsen, NW: Nordrhein-Westfalen, RP: Rheinland-Pfalz, SL: Saarland, SN: Sachsen, ST: Sachsen-Anhalt, SH: Schleswig-Holstein, TH: Thüringen, BMVg: Bundeswehr

Programmtitel	Beteiligte Bundesländer/BMVg																
Untersuchung von Lebensmitteln auf Stoffe und die Anwendung von Verfahren	**BW**	**BY**	**BE**	**BB**	**HB**	**HH**	**HE**	**MV**	**NI**	**NW**	**RP**	**SL**	**SN**	**ST**	**SH**	**TH**	**BMVg**
3-MCPD-Fettsäureester in Fetten und Ölen		●					●		●	●	●		●		●		●
Niacinquelle in Energydrinks und -shots	●	●	●	●		●	●	●	●				●	●	●	●	
trans-Fettsäuren in Eis, Eiern, Suppen und Soßen	●	●	●		●		●	●		●	●	●			●	●	●
Anorganisches Arsen in Reis	●	●			●			●		●			●			●	●
Benzol in Karottensäften für Säuglinge und Kleinkinder	●		●			●	●	●		●	●	●		●	●		
Polycyclische aromatische Kohlenwasserstoffe (PAK) in Gewürzen und getrockneten Kräutern	●	●	●				●	●	●	●	●	●	●	●	●	●	●
Ethylcarbamat in Steinobstbränden und -trestern	●	●				●			●		●	●		●		●	
Aflatoxine und Ochratoxin A in Muskatnusspulver	●	●	●	●	●		●	●		●	●	●	●		●	●	●
Dioxine und dioxinähnliche polychlorierte Biphenyle (dl-PCB) in Rindfleisch aus Mutterkuhhaltung (Weidehaltung)	●			●	●		●		●		●	●		●	●		●
Mangan in Ananas, Ananassäften und -nektaren	●	●	●		●	●	●	●	●		●	●	●	●		●	●
Fischartbestimmung in als Seezunge bezeichneten Fischportionen aus der Gastronomie	●			●	●	●				●	●		●	●	●		●
Untersuchung von Lebensmitteln auf Mikroorganismen	**BW**	**BY**	**BE**	**BB**	**HB**	**HH**	**HE**	**MV**	**NI**	**NW**	**RP**	**SL**	**SN**	**ST**	**SH**	**TH**	**BMVg**
Mikrobieller Status von Keimlingen	●	●	●	●			●			●	●		●	●	●		
Mikrobieller Status von Rindertatar für den Rohverzehr	●	●		●		●		●		●	●	●		●	●	●	
Mikrobieller Status und Histamingehalt des Inhalts von geöffneten Thunfischdosen aus der Gastronomie	●	●	●	●	●	●	●	●	●	●	●	●	●	●	●	●	●

Programmtitel — **Beteiligte Bundesländer/BMVg**

Untersuchung von Bedarfsgegenständen und kosmetischen Mitteln	BW	BY	BE	BB	HB	HH	HE	MV	NI	NW	RP	SL	SN	ST	SH	TH	BMVg
Antimon-Freisetzung aus polyethylenterephthalat-(PET-)haltigen Textilien	X		X	X				X	X	X		X	X	X	X	X	
N-Nitrosodiethanolamin (NDELA) und Bronopol in Fingermalfarben	X	X							X					X			
Phenol-Freisetzung aus PVC-Spielzeug und aus für Kinder bestimmten Bedarfsgegenständen mit Körper- oder Schleimhautkontakt							X							X		X	
Vitamin A in kosmetischen Mitteln	X		X	X		X	X		X	X	X		X				
p-Dioxan in Shampoos, Dusch- und Schaumbädern	X		X	X			X	X	X	X	X	X					

Betriebskontrollen	BW	BY	BE	BB	HB	HH	HE	MV	NI	NW	RP	SL	SN	ST	SH	TH	BMVg
Temperaturprüfung in Kühltheken für frisches Hackfleisch im Einzelhandel	X	X	X	X		X		X	X	X	X	X	X	X	X	X	
Überprüfung von Transportfahrzeugen für pulverförmige Lebensmittel	X		X	X			X	X		X	X	X	X	X	X		
Überwachung von Großküchen und Großkantinen mit eigener Speisenherstellung	X		X	X	X	X	X	X	X	X	X	X	X	X	X	X	X
Hygiene in Räucherfischbetrieben; Vorkommen von *Listeria monocytogenes*	X		X	X								X		X	X	X	

4.1 3-MCPD-Fettsäureester in Fetten und Ölen

Dr. Angelika Preiß-Weigert und Dr. Anja These, BfR

4.1.1 Ausgangssituation

3-Monochlor-1,2-propandiol (3-MCPD) ist eine herstellungsbedingte Kontaminante in Lebensmitteln. Im Tierversuch erzeugt 3-MCPD bei der Ratte Nierentumore und wurde als mögliches Humankanzerogen klassifiziert. Aufgrund dessen wurde für 3-MCPD eine tolerierbare tägliche Aufnahmemenge (TDI) von 2 µg pro kg Körpergewicht festgelegt. Vor einigen Jahren wurden in bestimmten raffinierten Speiseölen und -fetten auch 3-MCPD-Fettsäureester in höheren Konzentrationen nachgewiesen. Bei der toxikologischen Bewertung muss aufgrund jüngster Forschungsergebnisse davon ausgegangen werden, dass die veresterte Form im Körper in einem ähnlichen Maß bioverfügbar wird wie nach dem Verzehr von Lebensmitteln, die freies 3-MCPD enthalten. Daher ist es wichtig, die Belastung von Fetten und Ölen durch 3-MCPD-Fettsäureestern, detektiert als freies 3-MCPD, zu ermitteln.

4.1.2 Ziel

Im Rahmen dieses Programms sollten Traubenkernöl, Olivenöl, Walnussöl, Palmfett sowie Frittier- und Bratfett auf 3-MCPD untersucht werden. Zusätzlich wurden Rapsöl, Kürbiskernöl, Distelöl, Erdnussöl, Reiskeimöl, Kokosfett und Margarine untersucht. In Fetten und Ölen kommt 3-MCPD nicht in freier Form vor und kann daher erst nach einem analytischen Schritt in die freie Form überführt werden. Ein direkter Rückschluss auf den vorhandenen 3-MCPD-Fettsäureestergehalt im Fett bzw. im Öl ist daher möglich.

4.1.3 Ergebnisse

An diesem Programm beteiligten sich 7 Bundesländer und die Bundeswehr mit insgesamt 323 Proben.

3-MCPD-Fettsäureester sind erst durch einen Verseifungsschritt in das freie 3-MCPD zu überführen. Die untenstehenden Werte ermöglichen damit auch die Bewertung hinsichtlich des Anteils an 3-MCPD-Fettsäureester im Fett bzw. Öl.

Davon wiesen 242 Proben (75 %) 3-MCPD-Gehalte oberhalb der Nachweis- und 159 Proben (49 %) oberhalb der Bestimmungsgrenze auf. Der Mittelwert aller Probengehalte lag bei 2,3 mg/kg (Tab. 4.1.1).

Oliven-, Raps- und Kürbiskernöl wurden sowohl als natives/kaltgepresstes Öl als auch als raffiniertes Öl untersucht. Alle raffinierten Öle wiesen im Vergleich zu den nativen bzw. kaltgepressten Ölen einen höheren 3-MCPD-Gehalt auf. Diese Daten bestätigen Publikationen, in denen darauf hingewiesen wird, dass 3-MCPD durch den Raffinationsprozess gebildet wird. Erstaunlicherweise wurden 3-MCPD-Gehalte auch in als nativ/kaltgepresst bezeichneten Ölen nachgewiesen. Dies lässt vermuten, dass es sich hier nicht um reine native/kaltgepresste Öle handelte.

Die höchsten mittleren 3-MCPD-Gehalte wurden mit 5,19 mg/kg in Walnussöl (n = 30) gemessen, gefolgt von Traubenkernöl mit 2,84 mg/kg (n = 13) und Olivenöl mit 1,64 mg/kg (n = 121). Der Medianwert für Walnussöl unterscheidet sich mit 3,05 mg/kg deutlich vom Mittelwert (5,19 mg/kg). Das weist darauf hin, dass einzelne Proben dieser Ölsorte sehr hohe 3-MCPD-Gehalte enthielten. Dies unterstreicht der maximal bestimmte Gehalt von 35,6 mg 3-MCPD pro kg Walnussöl.

Des Weiteren wurde sowohl gebrauchtes als auch ungebrauchtes Frittier- bzw. Bratfett untersucht. Die mittleren Gehalte betrugen 2,05 mg/kg für ungebrauchte bzw. 1,12 mg/kg für gebrauchte Frittierfette. Diese Daten unterstützen vorangegangene Untersuchungen, die zeigten, dass 3-MCPD während des Frittiervorgangs nicht gebildet wird.

Berichte zur Lebensmittelsicherheit 2011, DOI 10.1007/978-3-0348-0575-9_4,
© Bundesamt für Verbraucherschutz und Lebensmittelsicherheit (BVL) 2013

Tab. 4.1.1 Anzahl untersuchter Proben und quantitative Bestimmung von 3-MCPD in Fetten und Ölen

Matrix	Anzahl unter-suchter Proben	Anzahl positiver Proben*	Anzahl quantifi-zierter Proben**	Gehalt an 3-MCPD# [mg/kg]				
				Min	Median	Mittel-wert	90. Perzentil	Max
Distelöl	3	3	3	0,70		0,83		1,00
Erdnussöl	2	2	2	0,40	0,75	0,75		1,10
Kürbiskernöl	3	2	1					0,20
Kürbiskernöl, kaltge-presst	1	0	0					
Maiskeimöl	1	1	1					0,70
Olivenöl	121	76	10	0,21	1,45	1,64	3,58	4,26
Olivenöl, natives extra	30	14	5	0,30	0,50	0,72		1,90
Rapssaatöl/Rapsöl	9	7	4	0,10		0,59		1,37
Rapssaatöl/Rapsöl, kaltgepresst	2	1	1					0,50
Reiskeimöl	1	1	1					0,15
Sojaöl	1	1	1					0,64
Sonnenblumenöl	2	2	2	0,16		0,58		1,00
Traubenkernöl	13	13	13	1,22	2,43	2,84	5,49	6,21
Walnussöl	30	28	28	0,32	3,05	5,19	9,69	35,6
Frittier-/Bratfette, -öle, ungebraucht	42	39	39	0,21	1,68	2,05	4,39	8,26
Frittieröl, gebraucht	3	3	3	0,38		1,12		1,78
Gehärtetes Speisefett	29	23	20	0,25	0,74	1,51	4,12	4,40
Kokosfett	4	4	4	0,40	1,36	1,56		3,11
Margarinen	10	7	7	0,27	0,47	1,00		3,40
Palmfett	1	1	1					3,60
sonstige pflanzliche Fette und Öle	15	14	13	0,33	1,96	1,78	3,14	3,32
Gesamt	**323**	**242**	**159**	**0,10**	**1,40**	**2,30**	**4,71**	**35,6**

* Die Nachweisgrenzen der Labore variierten zwischen 0,02 mg 3-MCPD/kg – 0,5 mg 3-MCPD/kg Fett
** Die Bestimmungsgrenzen der Labore variierten zwischen 0,05 mg 3-MCPD/kg – 1,0 mg 3-MCPD/kg Fett
# Die statistischen Kennwerte beziehen sich auf die quantifizierten Gehalte.

Von den untersuchten raffinierten Ölsorten enthielten nur 8 % der Olivenölproben, 44 % der Rapsölproben und 33 % der Kürbiskernölproben 3-MCPD-Gehalte oberhalb der Bestimmungsgrenze. Dies erstaunt und deckt sich nicht mit früheren Befunden. Eine mögliche Erklärung könnte darin bestehen, dass viele Öle bei der Raffination thermisch nicht mehr so hoch belastet werden. In 28 der 30 Walnussölproben wurde 3-MCPD oberhalb der Bestimmungsgrenze detektiert. Alle weiteren untersuchten raffinierten Öle enthielten 3-MCPD-Gehalte oberhalb der Bestimmungsgrenze.

Durchschnittlich 70 % der als Speisefette, Margarinen oder sonstige pflanzliche Fette bzw. Öle geführten Proben enthielten 3-MCPD-Gehalte oberhalb der Bestimmungsgrenze, wobei die mittleren 3-MCPD-Gehalte zwischen 1,0 mg/kg und 1,78 mg/kg lagen.

4.1.4 Schlussfolgerungen

Die Ergebnisse dieses Programms zeigen, dass eine stichprobenartige Kontrolle im Rahmen der Routineüberwachung ausreichend ist.

4.1.5 Literatur

BfR (2007): Stellungnahme Nr. 047/2007: Säuglingsanfangs- und Folgenahrung kann gesundheitlich bedenkliche 3-MCPD-Fettsäureester enthalten. http://www.bfr.bund.de/cm/208/saeuglingsanfangs_und_folgenahrung_kann_gesundheitlich_bedenkliche_3_mcpd_fettsaeureester_enthalten.pdf

4.2 Niacinquelle in Energydrinks und -shots

Dr. Anke Weißenborn und Dr. Anke Ehlers, BfR

4.2.1 Ausgangssituation

Die Stoffe Nicotinsäure und Nicotinamid sind Vitamine und werden unter der Bezeichnung Niacin zusammengefasst. Aufgrund des stärker ausgeprägten Nebenwirkungsprofils von Nicotinsäure im Vergleich zu Nicotinamid hat die EFSA unterschiedliche obere Grenzwerte für die als sicher erachtete Gesamttageszufuhr (Tolerable Upper Limit, UL) abgeleitet (Nicotinsäure 10 mg/Tag, Nicotinamid 900 mg/Tag). Das BfR ist der Auffassung, dass Nicotinsäure wegen ihres erhöhten gesundheitlichen Gefährdungspotenzials Lebensmitteln des allgemeinen Verzehrs nicht zugesetzt werden sollte.

Bei einem Teil der Energydrinks und -shots wird Nicotinsäure oder Niacin in der Zutatenliste angegeben. Auch bei der Angabe Niacin kann nicht ausgeschlossen werden, dass die Produkte Nicotinsäure enthalten.

Angesichts der Mengen an Niacin, die in Energydrinks (8 mg/100 ml) oder Energyshots (20 mg/Portion) enthalten sind, wäre der für Nicotinsäure festgelegte UL bereits durch den Verzehr von 125 ml eines Drinks bzw. durch einen Energyshot überschritten, falls Niacin in Form von Nicotinsäure eingesetzt wird.

4.2.2 Ziel

Um herauszufinden, ob Energydrinks und -shots tatsächlich Nicotinsäure zugesetzt wird, sollten Energydrinks und -shots qualitativ und quantitativ auf Nicotinsäure und Nicotinamid untersucht werden.

4.2.3 Ergebnisse

An diesem Programm beteiligten sich 12 Bundesländer mit insgesamt 258 Proben.

Alle untersuchten Energy-/Fitnessgetränken enthielten Nicotinamid. Die durchschnittliche Nicotinamid-

Tab. 4.2.1 Nachweis von Nicotinsäure und Nicotinamid in Energy-/Fitnessgetränken, einschließlich Energyshots

Matrix	Gesamtprobenzahl	Untersuchung auf Nicotinsäure		Untersuchung auf Nicotinamid	
		Anzahl untersuchter Proben	Anzahl positiver Proben	Anzahl untersuchter Proben	Anzahl positiver Proben
Energydrinks und -shots	258	257	2	258	258

Tab. 4.2.2 Gehalt an Nicotinsäure und Nicotinsäureamid in Energy-/Fitnessgetränken, einschließlich Energyshots

Parameter	Anzahl Proben mit quantifizierten Werten	Gehalt* [mg/100 ml]				
		Min	Median	Mittelwert	90.Perzentil	Max
Nicotinsäure	2	3,5	3,5	3,5	–	3,5
Nicotinamid	258	1,37	8,01	7,36	9,46	15,1

* Die statistischen Kennwerte beziehen sich auf die quantifizierten Gehalte.

Konzentration betrug 7,36 mg/100 ml, wobei die niedrigste gemessene Konzentration 1,37 mg/100 ml und die maximale Konzentration 15,1 mg/100 ml betrug.

Dagegen enthielten von 257 auf Nicotinsäure untersuchten Energy-/Fitnessgetränken lediglich 2 Proben Nicotinsäure. Die beiden positiven Proben enthielten neben jeweils 3,5 mg/100 ml Nicotinsäure zusätzlich Nicotinamid in einer Konzentration von 8,89 mg/100 ml bzw. 9,17 mg/100 ml (Tab. 4.2.1 und 4.2.2).

Die Ergebnisse zeigen, dass der überwiegende Teil der Hersteller Nicotinamid als Niacinquelle in Energy-/Fitnessgetränken verwendet.

Bei den 2 Nicotinsäure-positiven Proben wäre der UL bereits durch den Verzehr von 286 ml der entsprechenden Produkte ohne die natürliche Aufnahme von Niacin über andere Lebensmittel überschritten.

4.2.4   Schlussfolgerungen

Die Ergebnisse dieses Programms zeigen, dass eine stichprobenartige Kontrolle im Rahmen der Routineüberwachung ausreichend ist.

4.2.5   Literatur

D-A-CH (2008): Deutsche Gesellschaft für Ernährung, Österreichische Gesellschaft für Ernährung, Schweizerische Gesellschaft für Ernährungsforschung, Schweizerische Vereinigung für Ernährung, (Hrsg.), Referenzwerte für die Nährstoffzufuhr. 1. Auflage

Domke, A., Großklaus, R., Niemann, B., Przyrembel, H., Richter, K., Schmidt, E., Weißenborn, A., Wörner, B., Ziegenhagen, R. (2004): Verwendung von Vitaminen in Lebensmitteln – Toxikologische und ernährungsphysiologische Aspekte. BfR-Wissenschaft 04/2004

European Food Safety Authority (EFSA) (2006): Tolerable Upper Intake Levels for Vitamins and Minerals by the Scientific Panel on Dietetic Products, Nutrition and Allergies (NDA) and Scientific Committee on Food (SCF)

4.3   *trans*-Fettsäuren in Eis, Eiern, Suppen und Soßen

Dr. Birgit Niemann, BfR

4.3.1   Ausgangssituation

Trans-Fettsäuren sind ungesättigte Fettsäuren mit mindestens einer Doppelbindung in der *trans*-Konfiguration. Sie entstehen zum einen im Pansen von Wiederkäuern, weshalb sie in Milch- und Fleischprodukten enthalten sind. Zum anderen werden sie bei der Härtung von Speiseölen gebildet, weshalb sie in Margarinen sowie in Back- und Süßwaren zu finden sind. In Fachkreisen wird ein Zusammenhang zwischen der Aufnahme von *trans*-Fettsäuren und der Entstehung von Herz-Kreislauferkrankungen diskutiert.

Tab. 4.3.1   Anzahl untersuchter Proben und quantitativer Nachweis von Fett und *trans*-Fettsäuren in Eis

Parameter	Anzahl untersuchter Proben	Anzahl Proben mit quantifizierbaren Gehalten	Gehalt [g/100 g]*,#				
			Min	Median	MW	90. Perzentil	Max
Fett	239	239	2,44	9,47	10,2	15,8	28,1
Summe *trans*-Fettsäuren	247	190	0,03	0,32	0,47	1,1	2,90
C 18:1 Summe *trans*-Isomere	248	171	0,03	0,28	0,41	0,91	2,10
C 18:2 Summe *trans*-Isomere	242	100	0,01	0,13	0,18	0,36	0,78
C 18:3 Summe *trans*-Isomere	243	42	0,01	0,05	0,05	0,11	0,17
Palmitelaidinsäure (C 16:1, *trans*-9)	112	15	0,06	0,13	0,16	0,27	0,33
Elaidinsäure (C 18:1, *trans*-9)	113	74	0,02	0,17	0,24	0,54	1,70
Vaccensäure (C 18:1, *trans*-11)	99	47	0,02	0,22	0,32	0,64	1,40
Linolelaidinsäure (C 18:2, *trans*-9, *trans*-12)	118	21	0,02	0,07	0,12	0,27	0,45

* Fettgehalt: g/100 g Lebensmittel; *trans*-Fettsäure-Gehalt: g/100 g Fett
# Die statistischen Kennwerte beziehen sich auf die quantifizierten Gehalte.

Tab. 4.3.2 Anzahl untersuchter Proben und quantitativer Nachweis von Fett und *trans*-Fettsäuren in Eiern

Parameter	Anzahl untersuchter Proben	Anzahl Proben mit quantifizierbaren Gehalten	Gehalt [g/100 g] *.#				
			Min	Median	MW	90. Perzentil	Max
Fett	115	114	1,06	9,34	9,30	10,7	14,6
Summe *trans*-Fettsäuren	125	123	0,02	0,5	0,65	1,20	1,47
C 18:1 Summe *trans*-Isomere	122	115	0,08	0,24	0,26	0,42	0,54
C 18:2 Summe *trans*-Isomere	118	67	0,01	0,12	0,27	0,72	0,89
C 18:3 Summe *trans*-Isomere	119	91	0,004	0,09	0,10	0,16	0,21
Palmitelaidinsäure (C 16:1, *trans*-9)	61	31	0,06	0,75	0,69	1,06	1,13
Elaidinsäure (C 18:1, *trans*-9)	44	43	0,01	0,2	0,21	0,3	0,50
Vaccensäure (C 18:1, *trans*-11)	36	4	0,02	0,11	0,12		0,25
Linolelaidinsäure (C 18:2, *trans*-9, *trans*-12)	57	22	0,02	0,58	0,55	0,69	0,85

* Fettgehalt: g/100 g Lebensmittel; *trans*-Fettsäure-Gehalt: g/100 g Fett
# Die statistischen Kennwerte beziehen sich auf die quantifizierten Gehalte.

Zwischen 2005 und 2008 wurden in Österreich und der Schweiz hohe *trans*-Fettsäure-Gehalte in einigen Backwaren festgestellt. In Dänemark, Österreich und der Schweiz wurde in den vergangenen Jahren ein gesetzlicher Grenzwert von 2 % industriell bedingter *trans*-Fettsäuren in Nahrungsfetten eingeführt. In Deutschland wurden vergleichbare Untersuchungen initiiert, um die Belastung der Bevölkerung mit *trans*-Fettsäuren neu zu bewerten. Für zahlreiche Lebensmittel liegen bereits Gehaltsangaben für *trans*-Fettsäuren vor. Es wurde jedoch für notwendig erachtet, mit diesem Untersuchungsprogramm entsprechende Daten für weitere Warengruppen zu sammeln, um wissenschaftlich hinreichend gesicherte Aufnahmeabschätzungen durchführen zu können, aus denen sich ggf. entsprechende Maßnahmen ableiten lassen.

4.3.2   Ziel

Im Rahmen dieses Programms sollte der Gehalt an *trans*-Fettsäuren in den vier Lebensmittelgruppen Eis, Eier, Suppen und Soßen bestimmt werden. Diese Lebensmittel liefern einen Beitrag zum Fettverzehr und sind daher für die Aufnahme von *trans*-Fettsäuren relevant.

4.3.3   Ergebnisse

An diesem Programm beteiligten sich 11 Bundesländer und die Bundeswehr mit insgesamt 758 Proben.

Neben dem Gesamtgehalt an *trans*-Fettsäuren wurden auch der Fettgehalt sowie einzelne *trans*-Fettsäuren bestimmt, da anhand des *trans*-Fettsäuren-profils abgelesen werden kann, ob ein Lebensmittel überwiegend Milchfett oder überwiegend pflanzliche Fette enthält.

Die Untersuchungsergebnisse für die vier Lebensmittelgruppen sind in den Tabellen 4.3.1 bis 4.3.4 dargestellt.

4.3.4   Schlussfolgerungen

Die Ergebnisse liefern weitere Erkenntnisse über die Gehalte von *trans*-Fettsäuren in Lebensmitteln. Sie sind auch für die Durchführung von Aufnahmeabschätzungen notwendig, um daraus ggf. notwendige Höchstgehalte festlegen zu können. Die Ergebnisse dieses Programms zeigen, dass eine stichprobenartige Kontrolle im Rahmen der Routineüberwachung ausreichend ist.

4.3.5   Literatur

BVL (2009): Berichte zur Lebensmittelsicherheit 2008 – Bundesweiter Überwachungsplan 2008, BVL-Reporte 2009, Band 4, Heft 5, ISSN 1662-131X

Kuhnt, K., Baehr, M., Rohrer, C., Jahreis, G. (2011): Trans fatty acid isomers and the trans-9/trans-11 index in fat containing foods. Eur J Lipid Sci Technol. 113(10), S. 1.281 – 1.292

Tab. 4.3.3 Anzahl untersuchter Proben und quantitativer Nachweis von Fett und *trans*-Fettsäuren in Suppen

Parameter	Anzahl untersuchter Proben	Anzahl Proben mit quantifizierbaren Gehalten	Gehalt [g/100 g] *,#				
			Min	Median	MW	90. Perzentil	Max
Fett	212	212	0,65	9,54	13,0	28,7	35,7
Summe *trans*-Fettsäuren	222	209	0,01	0,4	0,86	1,37	18,9
C 18:1 Summe *trans*-Isomere	198	175	0,03	0,2	0,72	1,15	18,8
C 18:2 Summe *trans*-Isomere	222	135	0,004	0,20	0,23	0,49	1,03
C 18:3 Summe *trans*-Isomere	148	46	0,003	0,06	0,08	0,16	0,30
Palmitelaidinsäure (C 16:1, *trans*-9)	65	25	0,02	0,11	0,14	0,31	0,58
Elaidinsäure (C 18:1, *trans*-9)	142	124	0,004	0,1	0,52	0,66	16,7
Vaccensäure (C 18:1, *trans*-11)	106	28	0,05	0,3	0,53	1,09	3,29
Linolelaidinsäure (C 18:2, *trans*-9, *trans*-12)	118	17	0,03	0,13	0,14	0,25	0,36

* Fettgehalt: g/100 g Lebensmittel; *trans*-Fettsäure-Gehalt: g/100 g Fett
# Die statistischen Kennwerte beziehen sich auf die quantifizierten Gehalte.

Tab. 4.3.4 Anzahl untersuchter Proben und quantitativer Nachweis von Fett und *trans*-Fettsäuren in Soßen

Parameter	Anzahl untersuchter Proben	Anzahl Proben mit quantifizierbaren Gehalten	Gehalt [g/100 g] *,#				
			Min	Median	MW	90. Perzentil	Max
Fett	150	150	0,56	17,6	19,8	40,0	80,6
Summe *trans*-Fettsäuren	167	151	0,02	0,51	1,63	2,44	46,0
C 18:1 Summe *trans*-Isomere	144	109	0,03	0,33	1,77	2,57	46,0
C 18:2 Summe *trans*-Isomere	167	112	0,006	0,22	0,27	0,55	1,45
C 18:3 Summe *trans*-Isomere	155	50	0,003	0,07	0,18	0,35	1,84
Palmitelaidinsäure (C 16:1, *trans*-9)	79	16	0,02	0,13	0,21	0,53	0,83
Elaidinsäure (C 18:1, *trans*-9)	96	73	0,009	0,22	1,32	1,56	46,0
Vaccensäure (C 18:1, *trans*-11)	65	18	0,10	0,85	1,16	2,21	3,32
Linolelaidinsäure (C 18:2, *trans*-9, *trans*-12)	65	2	0,11	0,16	0,16		0,21

* Fettgehalt: g/100 g Lebensmittel; *trans*-Fettsäure-Gehalt: g/100 g Fett
# Die statistischen Kennwerte beziehen sich auf die quantifizierten Gehalte.

4.4 Anorganisches Arsen in Reis

Michael Jud, BVL

4.4.1 Ausgangssituation

Arsen reichert sich in der Nahrungskette an, z. B. in Muscheln, Garnelen oder Fisch, aber auch in Meeresalgen und Reis. In letzter Zeit wurde die Arsen-Analytik weiterentwickelt, um zwischen dem anorganischen und dem weniger toxischen organisch gebundenen Arsen unterscheiden zu können. Dafür stehen jetzt für einzelne Lebensmittelmatrices (u. a. Algen, Reis) analytische Methoden zur Verfügung, die bereits in Laborvergleichsuntersuchungen getestet wurden. Mit den Arbeiten zur Aufnahme einer standardisierten Methode in die amtliche Sammlung von Analysenverfahren nach § 64 des Lebensmittel- und Futtermittelgesetzbuches (LFGB), mit welcher Reis auf anorganisches Arsen untersucht werden kann, wurde im letzten Jahr begonnen.

Die Europäische Behörde für Lebensmittelsicherheit (EFSA) hat im Oktober 2009 eine Stellungnahme zu

Tab. 4.4.1 Anzahl untersuchter Proben und Gesamtarsengehalte verschiedener Reissorten

Matrizes	Anzahl untersuchter Proben	Anzahl Proben, in denen Arsen quantitativ bestimmt wurde	Gesamtarsen-Gehalt* [mg/kg]				
			Min	Median	Mittelwert	90. Perzentil	Max
Langkornreis	41	29	0,04	0,13	0,15	0,23	0,48
Rundkornreis	10	8	0,08	0,12	0,14	–	0,24
Bruchreis	2	2	0,12	0,15	0,15	–	0,18
Reis, ungeschliffen	7	5	0,14	0,18	0,19	–	0,24
Parboiled Reis	23	16	0,11	0,15	0,18	0,29	0,41
Reis, nicht näher spezifiziert	39	37	0,04	0,15	0,14	0,21	0,31
Gesamt	**122**	**97**	**0,04**	**0,14**	**0,15**	**0,24**	**0,48**

* Die statistischen Kennwerte beziehen sich auf die quantifizierten Gehalte.

Arsen in Lebensmitteln veröffentlicht. Auf der Grundlage von neueren toxikologischen Daten hat die EFSA den vom Joint Expert Committee on Food Additives (JECFA) der WHO/FAO aufgestellten PTWI-Wert (vorläufige duldbare wöchentliche Aufnahme) von 15 µg/kg Körpergewicht für anorganisches Arsen als nicht mehr angemessen beurteilt. Das JECFA-Gremium schloss sich im Februar 2010 der EFSA-Beurteilung an und zog den PTWI für anorganisches Arsen zurück.

Vor diesem Hintergrund wird derzeit im Sachverständigenausschuss „Industrie- und Umweltkontaminanten" der EU-Kommission die Einführung von harmonisierten Höchstgehalten von Arsen (Gesamtarsen bzw. nur anorganisches Arsen) für einige Lebensmittel in Erwägung gezogen, bei deren Verzehr eine erhöhte Exposition des Verbrauchers mit anorganischem Arsen zu erwarten ist. Im Fokus stehen dabei Reis, Säuglings- und Kindernahrung mit Reisbestandteil, Algen bzw. Algenerzeugnisse, Nahrungsergänzungsmittel sowie Trink- und Mineralwasser.

Im BÜp 2010 (BVL 2011) wurden Reis und Säuglingsnahrung auf Getreidebasis sowie Algen bzw. Nahrungsergänzungsmittel auf Algenbasis untersucht. Da die Datengrundlage, insbesondere für die verschiedenen Reissorten, auch danach noch nicht ausreichte, wurde diese Thematik noch einmal aufgenommen.

4.4.2 Ziel

In Ergänzung zum BÜp 2010 sollte anorganisches Arsen und Gesamtarsen in verschiedenen Reissorten (Langkorn-, Rundkorn- und Bruchreis, ungeschliffener Reis und Parboiled Reis) bestimmt werden.

4.4.3 Ergebnisse

An diesem Programm beteiligten sich 9 Bundesländer mit 185 Proben, die auf ihren Gehalt an anorganischem Arsen untersucht wurden. Insgesamt 122 Proben wurden auf Gesamtarsen untersucht. In 88 Proben wurden beide Parameter nebeneinander bestimmt.

Anorganisches Arsen war in 72 % aller untersuchten Reisproben und Gesamtarsen in 80 % der darauf untersuchten Reisproben bestimmbar.

Gesamtarsen: organisch gebundenes und anorganisches Arsen (Tab. 4.4.1)

Bei den untersuchten Reissorten aus verschiedenen Herkunftsländern lagen die Gesamtarsen-Gehalte im Mittel zwischen 0,14 mg/kg (Rundkornreis bzw. nicht näher spezifizierter Reis) und 0,19 mg/kg (ungeschliffener Reis). Der höchste Gehalt wurde mit 0,48 mg/kg in einer Probe Langkornreis bestimmt.

Anorganisches Arsen (Tab. 4.4.2)

Die Mittelwerte der auf anorganisches Arsen untersuchten Reissorten bewegten sich zwischen 0,08 mg/kg bei nicht näher spezifiziertem Reis und 0,11 mg/kg bei den Kategorien Langkornreis und Parboiled Reis. Der Maximalgehalt von 0,19 mg/kg wurde in einer Probe Parboiled Reis bestimmt.

Anteil von anorganischem Arsen am Gesamtarsen in den untersuchten Lebensmitteln (Tab. 4.4.3)

Die Anteile der Gehalte von anorganischem Arsen am Gesamtarsen in den untersuchten Lebensmitteln wurden für diejenigen Proben berechnet, die auf beide Parameter untersucht wurden.

Tab. 4.4.2 Anzahl untersuchter Proben und Gehalte an anorganischem Arsen in verschiedenen Reissorten

Matrizes	Anzahl untersuchter Proben	Anzahl Proben, in denen anorganisches Arsen quantitativ bestimmt wurde	Gehalt an anorganischem Arsen* [mg/kg]				
			Min	Median	Mittelwert	90. Perzentil	Max
Langkornreis	60	39	0,04	0,11	0,11	0,14	0,17
Rundkornreis	10	8	0,07	0,08	0,10	–	0,16
Bruchreis	2	2	0,09	0,09	0,09	–	0,10
Reis, ungeschliffen	10	9	0,06	0,11	0,10	–	0,13
Parboiled Reis	29	19	0,06	0,11	0,11	0,15	0,19
Reis, nicht näher spezifiziert	74	56	0,03	0,09	0,08	0,12	0,13
Gesamt	**185**	**133**	**0,03**	**0,10**	**0,10**	**0,13**	**0,19**

* Die statistischen Kennwerte beziehen sich auf die quantifizierten Gehalte.

Tab. 4.4.3 Anteil des anorganischen Arsens am Gesamtarsen in den jeweiligen Reissorten

Matrizes	Anzahl Proben, in denen anorganisches Arsen und Gesamtarsen quantitativ bestimmt wurden	Anteil anorganisches Arsen/ Gesamtarsen in %
Langkornreis	27	13 – 100
Rundkornreis	7	29 – 81
Bruchreis	2	57 – 72
Reis, ungeschliffen	4	28 – 59
Parboiled Reis	13	32 – 89
Reis, nicht näher spezifiziert	35	33 – 100
Gesamt	**88**	**13 – 100**

Das Verhältnis von anorganischem Arsen zu Gesamtarsen lag in den untersuchten Reissorten in einem sehr weiten Bereich. Die größte Spanne war bei Langkornreis mit 13 % – 100 % zu verzeichnen, gefolgt von nicht näher spezifiziertem Reis mit 33 % – 100 % und Rundkornreis mit 29 % – 81 %.

4.4.4 Schlussfolgerungen

Der Vergleich der Ergebnisse aus diesem Bericht mit denjenigen aus dem Vorjahresprogramm ist aufgrund der unterschiedlichen Probenzahlen nur eingeschränkt möglich. Grundsätzlich lagen die Gehalte an anorganischem Arsen und Gesamtarsen bei den im Jahr 2011 untersuchten Reisproben jedoch in derselben Größenordnung wie bei den Proben aus dem Vorjahr.

In beiden Programmen war die Zahl der Proben unterschiedlicher Reissorten, die auf beide Parameter untersucht wurden, nicht ausreichend, um eine statistisch gesicherte Aussage zum Anteil anorganischen Arsens am Gesamtarsen treffen zu können. Für zukünftige Datenerhebungen sind genauere Angaben zur Herkunft, zu den verwendeten Reissorten und zum Verarbeitungsgrad wünschenswert. Diese Angaben liegen allerdings bei Proben, die aus dem Lebensmitteleinzelhandel stammen, nur in seltenen Fällen vor.

Die Ergebnisse dieses Programms zeigen, dass das hier behandelte Thema im Rahmen der amtlichen Kontrolle weiterhin berücksichtigt werden sollte. Ein Aufgreifen dieses Themas in einem späteren, ggf. angepassten Programm sollte in Erwägung gezogen werden, sobald ein entsprechender Höchstgehalt festgelegt wurde.

4.4.5 Literatur

EFSA (2009): Gutachten zu Arsen in Lebensmitteln, EFSA Journal 2009; 7(10):1351 http://www.efsa.europa.eu/en/efsajournal/pub/1351.htm

JECFA (2010): Bewertung zu Arsen in Lebensmitteln (Technical report, 72. Sitzung vom Februar 2010). http://whqlibdoc.who.int/trs/WHO_TRS_959_eng.pdf

BVL (2011): Berichte zur Lebensmittelsicherheit 2010 – Bundesweiter Überwachungsplan, Arsen in Algen, Reis und Nahrungsergänzungsmitteln, S. 14 – 17

4.5 Benzol in Karottensäften für Säuglinge und Kleinkinder

Dr. Thomas Kuballa, Dr. Helmut Reusch und Dr. Dirk Lachenmeier, CVUA Karlsruhe

4.5.1 Ausgangssituation

Benzol ist ein Umweltschadstoff und wird vor allem über die Atemluft aufgenommen, kann aber auch als Verunreinigung in Trinkwasser und Lebensmitteln vorkommen. Benzol wirkt krebserregend und kann Leukämie auslösen (Steinbrenner et al. 2010). In Lebensmitteln wurden erhöhte Benzolgehalte in der Vergangenheit insbesondere in alkoholfreien Erfrischungsgetränken festgestellt, da Benzol aus dem Konservierungsstoff Benzoesäure freigesetzt werden kann (Lachenmeier et al. 2008). Aus diesem Grund verzichten die Hersteller heute weitgehend auf diesen Konservierungsstoff. Die Benzolgehalte in Erfrischungsgetränken liegen nach neuesten Untersuchungsergebnissen in der Regel weit unterhalb des EU-Trinkwassergrenzwertes von 1 µg/l (Steinbrenner et al. 2010).

Bei der Lebensmittelüberwachung sind allerdings wiederholt Karottensäfte für Säuglinge und Kleinkinder durch erhöhte Benzolgehalte aufgefallen. Der durchschnittliche Gehalt lag hier bei etwa 2 µg/l, wobei ein hitzeinduzierter Bildungsmechanismus während der Sterilisation im Vordergrund steht (Lachenmeier et al. 2008). Modellversuche haben gezeigt, dass Benzol durch thermische Zersetzung aus verschiedenen in Karotten enthaltenen Vorstufen (z.B. Carotin, Phenylalanin, Aromastoffe) entstehen kann (Lachenmeier et al. 2010a). Auch kommerzielle karottenhaltige Säuglingsnahrung (Beikost) sowie Karottenkonserven enthalten aus diesem Grund Benzol, nicht jedoch haushaltsüblich frisch gepresste Karottensäfte und selbst zubereitete Säuglingsnahrung (Lachenmeier et al. 2010b).

Nach Äußerung des Diätverbandes haben die Hersteller von Karottensäften für Säuglinge und Kleinkinder inzwischen Maßnahmen zur Reduzierung von Benzol ergriffen.

4.5.2 Ziel

Mit diesem Programm sollte der Erfolg von Maßnahmen der Hersteller zur Reduzierung von Benzol überprüft werden.

4.5.3 Ergebnisse

An diesem Programm beteiligten sich 5 Bundesländer mit insgesamt 165 Proben.

Von den 165 untersuchten Karottensäften enthielten 147 Proben (89 %) nachweisbare Benzolgehalte. Der Mittelwert betrug 1,8 µg/l, der höchste gemessene Wert lag bei 7,0 µg/l. Die genaue Verteilung der Analysenwerte ist in Tabelle 4.5.1 angegeben.

Im Vergleich mit publizierten Gehalten, die in den Jahren 2006 – 2007 untersucht wurden (Lachenmeier et al. 2008), zeigt sich eine geringfügige, nicht signifikante, Tendenz zu niedrigeren Gehalten. So betrug in den Jahren 2006 und 2007 der Mittelwert 1,9 µg/l, und es wurde eine größere Zahl positiver Proben (94 %) ermittelt.

4.5.4 Schlussfolgerungen

Die Ergebnisse dieses Programms zeigen in Karottensäften für Säuglinge und Kleinkinder gegenüber früher publizierten Werten zwar einen im Mittel geringfügig niedrigeren Benzolgehalt, der Unterschied ist aber statistisch nicht signifikant. Wirksame Reduzierungsmaßnahmen durch die Hersteller können damit bis dato nicht festgestellt werden. Weitergehende Untersuchungen erscheinen sinnvoll, da auch der maximale Benzolgehalt von 7,0 µg/l in diesem Programm noch deutlich

Tab. 4.5.1 Anzahl untersuchter Proben und Gehalt an Benzol in Karottensäften für Säuglinge und Kleinkinder

Matrix	Anzahl untersuchter Proben	Anzahl positiver Proben	Benzol-Gehalt* [µg/l]				
			Min	Median	Mittelwert	90. Perzentil	Max
Karottensaft für Säuglinge und Kleinkinder	165	147	0,2	1,7	1,8	3,7	7,0
* Die statistischen Kennwerte beziehen sich auf die quantifizierten Gehalte.							

über den früher publizierten Maximalgehalten lag. Dass eine prinzipielle technische Vermeidbarkeit möglich ist, zeigen die untersuchten Proben, in denen kein Benzol nachweisbar war.

Die Ergebnisse dieses Programms zeigen, dass das hier behandelte Thema im Rahmen der amtlichen Kontrolle verstärkt berücksichtigt werden sollte. Ein Aufgreifen dieses Themas in einem späteren, ggf. angepassten Programm sollte in Erwägung gezogen werden.

4.5.5 Literatur

Lachenmeier, D. W., Kuballa, T., Reusch, H., Sproll, C., Kersting, M., Alexy, U. (2010a): Benzene in infant carrot juice: further insight into formation mechanism and risk assessment including consumption data from the DONALD study. Food Chem Toxicol. 48(1), S. 291 – 297

Lachenmeier, D. W., Reusch, H., Sproll, C., Schoeberl, K., Kuballa, T. (2008): Occurrence of benzene as a heat-induced contaminant of carrot juice for babies in a general survey of beverages. Food Addit Contam Part A Chem Anal Control Expo Risk Assess. 25(10), S. 1.216 – 1.224

Lachenmeier, D. W., Steinbrenner, N., Loebell-Behrends, S., Reusch, H., Kuballa, T. (2010b): Benzene Contamination in Heat-Treated Carrot Products Including Baby Foods. Open Toxicol J. 4, S. 39 – 42

Steinbrenner, N., Loebell-Behrends, S., Reusch, H., Kuballa, T., Lachenmeier, D. W. (2010): Benzene in foods:a review J. Verbr. Lebensm. 5(3-4), S. 443 – 452

4.6 Polycyclische aromatische Kohlenwasserstoffe (PAK) in Gewürzen und getrockneten Kräutern

Klara Jirzik, BVL

4.6.1 Ausgangssituation

Polyzyklische aromatische Kohlenwasserstoffe (PAK) können im Herstellungsprozess von Lebensmitteln wie beispielsweise bei der Trocknung von Gewürzen entstehen. Gemäß eines Berichts der Europäischen Behörde für Lebensmittelsicherheit (EFSA 2007) zur Auswertung der von den Mitgliedstaaten erhobenen Daten zum Vorkommen von PAK in Lebensmitteln wurde eine erhöhte PAK-Belastung in den Lebensmittelgruppen Gewürze und Kräuter identifiziert, für die bislang keine Höchstgehalte in der Kontaminanten-Verordnung (EG) Nr. 1881/2006 festgelegt sind.

Im Zusammenhang mit der geplanten Revision der PAK-Höchstgehaltsregelung hat die EU-Kommission daher die Mitgliedstaaten gebeten, mehr Daten für die Lebensmittelkategorien Kräuter, Gewürze, Tee, Kaffee zur Verfügung zu stellen, damit eine Entscheidung über weitere Risikomanagementmaßnahmen getroffen werden kann.

Im Rahmen des BÜp 2009 wurden bereits Gewürze, Kaffee und Tee bezüglich ihrer PAK-Belastung untersucht (BVL 2010). Um einen besseren Überblick über die Belastung von Gewürzen und Kräutern mit PAK zu erhalten, sollte ein weiteres, auf diese zwei Matrixgruppen fokussiertes Programm durchgeführt werden.

Benzo(a)pyren diente bisher als Leitsubstanz für die Gruppe der PAK-Substanzen. Höchstgehaltsregelungen auf EU-Ebene existierten bisher nur für Benzo(a)pyren. Die Ausdehnung der Höchstgehaltsregelungen auf drei weitere Leitsubstanzen (Chrysen, Benzo(a)anthracen und Benzo(b)fluoranthen) ist mit der Verordnung (EU) Nr. 835/2011 zur Änderung der Verordnung (EG) Nr. 1881/2006 erfolgt. Diese gilt seit dem 01. September 2012.

4.6.2 Ziel

Mit diesem Programm sollte der Gehalt von 4 PAK-Leitsubstanzen (PAK-4-Einzelkongenere: Benzo(a)pyren, Chrysen, Benzo(a)anthracen und Benzo(b)fluoranthen) sowie der Gehalt der Summe der PAK-4 in Gewürzen und getrockneten Kräutern bestimmt werden, um die Datenbasis für diese Lebensmittelgruppen zu erweitern.

4.6.3 Ergebnisse

An diesem Programm beteiligten sich 13 Bundesländer mit insgesamt 302 Proben. Benzo(a)pyren wurde in allen untersuchten Gewürzen quantitativ bestimmt. Für die statistische Auswertung der PAK-Gehalte wurden einige Gewürze in die Kategorien sonstige Blattgewürze sowie sonstige Frucht- und Samengewürze zusammengefasst.

Der höchste Anteil von Proben mit einem Benzo(a)pyren-Gehalt über 5 µg/kg war bei Lorbeer (37 %) zu verzeichnen, gefolgt von Bohnenkraut (29 %) und Petersilie (9,5 %) (Tab. 4.6.1). Außerdem sind bei den im Rahmen des Programms untersuchten Gewürzgrup-

Tab. 4.6.1   Benzo[a]pyren-Gehalte in verschiedenen Warengruppen bzw. Produkten

Warengruppe	Anzahl untersuchter Proben	Anzahl positiver Proben	Anzahl Proben mit einem Benzo[a]pyren-Gehalt		
			< 1,0 µg/kg	1,0 ≤ × ≤ 5,0 µg/kg	> 5,0 µg/kg
Basilikum	18	11	8	3	
Bohnenkraut	14	11	2	5	4
Gewürzmischungen	24	21	5	15	1
Kardamom	3	3		2	1
Lorbeer	19	13		6	7
Majoran	49	43	24	18	1
Paprikapulver/Chili	35	31	10	21	
Petersilie	21	10	3	5	2
Pfeffer	17	11	5	6	
Schnittlauch	11	9	5	4	
Sonstige Blattgewürze	46	32	20	11	1
Sonstige Frucht- und Samengewürze	31	20	14	6	
Thymian	14	11	5	6	
Gesamt	**302**	**226**	**101**	**108**	**17**

pen Lorbeer und Bohnenkraut die relativ hohen Maximalgehalte hinsichtlich Benzo(a)pyren auffallend (42,5 µg/kg für Lorbeer bzw. 46,9 µg/kg für Bohnenkraut).

Bei mindestens einer Probe der Gewürzgruppen Petersilie, Majoran, Kardamom, sonstige Blattgewürze und Gewürzmischungen wurde ein Benzo(a)pyren-Gehalt von über 5 µg/kg ermittelt.

Die höchsten Summen-PAK-4-Gehalte von allen untersuchten Lebensmittelgruppen weisen die Warengruppen Lorbeer, Bohnenkraut und Kardamom mit einem mittleren Gehalt von 19,5 µg/kg bis 37,3 µg/kg auf. Bei Lorbeer und Bohnenkraut ist ein Summengehalt der PAK-4-Einzelkongenere von 162 µg/kg bzw. 60 µg/kg für das 90. Perzentil zu verzeichnen, was die hohe PAK-Belastung bestätigt. Besonders auffällig ist der hohe Maximalgehalt der Summe der PAK-4 von 213,0 µg/kg für Lorbeer und 151,7 µg/kg für Bohnenkraut (Tab. 4.6.2).

4.6.4   Schlussfolgerungen

Die in diesem Programm gewonnenen Untersuchungsdaten weisen bei den Gewürzgruppen Bohnenkraut, Lorbeer und Kardamom sowohl hinsichtlich der Benzo(a)pyren-Gehalte als auch der Summe der PAK-4-Einzelkongenere einen erhöhten Kontaminationsgrad auf.

Durch den geringen Verzehr von Gewürzen und Kräutern ist jedoch nicht von einem gesundheitlichen Risiko für den Verbraucher auszugehen. .

Die Ergebnisse dieses Programms zeigen, dass eine stichprobenartige Kontrolle im Rahmen der Routineüberwachung ausreichend ist. Dabei sollte im Dialog mit den Gewürzherstellern geprüft werden, ob z. B. durch Anwendung von guter Herstellungspraxis die PAK-Gehalte bei Erzeugnissen, die einem Trocknungsprozess unterliegen, weiter gesenkt werden können.

4.6.5   Literatur

EFSA (2007): Scientific Report of the Panel on contaminants in the Food Chain: Findings of the EFSA Data Collection on Polycyclic Aromatic Hydrocarbons in Food, The EFSA Journal (2007), doi:10.2903/j.efsa.2007.33r
http://www.efsa.europa.eu/de/efsajournal/pub/33r.htm

BVL (2010): Berichte zur Lebensmittelsicherheit 2009 – Bundesweiter Überwachungsplan, Polyzyklische aromatische Kohlenwasserstoffe in Gewürzen, Tee und Kaffee, S. 22 – 25

Tab. 4.6.2   Polyzyklische aromatische Kohlenwasserstoffgehalte und PAK-4-Gehalte in Gewürzen und Kräutern

Basilikum	Anzahl untersuchter Proben	Min[#]	Median[#]	MW[#]	90. Perzentil[#]	Max[#]	Petersilie	Anzahl untersuchter Proben	Min[#]	Median[#]	MW[#]	90. Perzentil[#]	Max[#]
Benzo[a]pyren-Gehalt (µg/kg)	18	0,20	0,8	0,8	1,2	1,4	Benzo[a]pyren-Gehalt (µg/kg)	21	0,50	1,8	2,3	5,2	5,3
Chrysen-Gehalt (µg/kg)	18	0,08	3,8	4,7	11,0	17,3	Chrysen-Gehalt (µg/kg)	21	0,08	2,4	5,1	14,2	26,0
Benzo[a]anthracen-Gehalt (µg/kg)	18	0,07	1,6	2,2	4,6	7,2	Benzo[a]anthracen-Gehalt (µg/kg)	21	0,08	1,1	1,7	4,8	5,9
Benzo(b)fluoranthen-Gehalt (µg/kg)	18	0,70	2,0	2,4	4,0	5,5	Benzo(b)fluoranthen-Gehalt (µg/kg)	21	0,42	2,6	3,3	7,9	8,9
Summe der PAK-4 Gehalte* (µg/kg)	18	0,08	6,6	7,8	15,4	26,1	Summe der PAK-4 Gehalte* (µg/kg)	21	0,08	5,5	8,8	30,7	35,6
Majoran	Anzahl untersuchter Proben	Min[#]	Median[#]	MW[#]	90. Perzentil[#]	Max[#]	**Lorbeer**	Anzahl untersuchter Proben	Min[#]	Median[#]	MW[#]	90. Perzentil[#]	Max[#]
Benzo[a]pyren-Gehalt (µg/kg)	49	0,07	0,9	1,2	2,7	5,8	Benzo[a]pyren-Gehalt (µg/kg)	19	3,00	5,4	11,5	36,8	42,5
Chrysen-Gehalt (µg/kg)	49	0,06	3,0	5,0	11,8	19,5	Chrysen-Gehalt (µg/kg)	19	0,07	7,2	16,3	61,5	81,0
Benzo[a]anthracen-Gehalt (µg/kg)	49	0,11	2,3	4,7	9,6	40,0	Benzo[a]anthracen-Gehalt (µg/kg)	19	0,09	5,5	16,6	50,3	82,7
Benzo(b)fluoranthen-Gehalt (µg/kg)	49	0,05	1,9	2,0	3,6	5,9	Benzo(b)fluoranthen-Gehalt (µg/kg)	19	0,04	5,7	9,9	25,9	37,1
Summe der PAK-4 Gehalte* (µg/kg)	49	0,06	7,4	10,8	22,2	63,7	Summe der PAK-4 Gehalte* (µg/kg)	19	0,07	22,2	42,3	162,0	213,0
Bohnenkraut	Anzahl untersuchter Proben	Min[#]	Median[#]	MW[#]	90. Perzentil[#]	Max[#]	**Thymian**	Anzahl untersuchter Proben	Min[#]	Median[#]	MW[#]	90. Perzentil[#]	Max[#]
Benzo[a]pyren-Gehalt (µg/kg)	14	0,30	4,4	7,6	10,0	46,9	Benzo[a]pyren-Gehalt (µg/kg)	14	0,08	1,5	1,6	3,4	4,0
Chrysen-Gehalt (µg/kg)	14	0,48	9,1	9,7	17,1	40,0	Chrysen-Gehalt (µg/kg)	14	0,14	3,8	4,3	9,5	10,3
Benzo[a]anthracen-Gehalt (µg/kg)	14	0,05	6,4	10,8	31,5	44,2	Benzo[a]anthracen-Gehalt (µg/kg)	14	0,10	1,1	1,6	3,4	4,6
Benzo(b)fluoranthen-Gehalt (µg/kg)	14	0,70	5,4	5,8	9,4	20,7	Benzo(b)fluoranthen-Gehalt (µg/kg)	14	0,05	1,6	2,4	5,5	7,3
Summe der PAK-4 Gehalte* (µg/kg)	14	0,53	19,5	28,2	60,0	151,7	Summe der PAK-4 Gehalte* (µg/kg)	14	0,24	6,7	8,5	21,2	25,0

Paprikapulver/Chili	Anzahl untersuchter Proben	Min[#]	Median[#]	MW[#]	90. Perzentil[#]	Max[#]	Sonstige Blattgewürze	Anzahl untersuchter Proben	Min[#]	Median[#]	MW[#]	90. Perzentil[#]	Max[#]
Benzo[a]pyren-Gehalt (µg/kg)	35	0,36	1,1	1,7	3,6	4,8	Benzo[a]pyren-Gehalt (µg/kg)	46	0,17	0,8	1,1	2,0	8,6
Chrysen-Gehalt (µg/kg)	35	0,80	4,4	5,7	12,0	15,8	Chrysen-Gehalt (µg/kg)	46	0,07	1,8	3,6	9,8	26,9
Benzo[a]anthracen-Gehalt (µg/kg)	35	0,60	2,8	3,8	8,0	8,7	Benzo[a]anthracen-Gehalt (µg/kg)	46	0,18	0,9	1,4	3,5	4,8
Benzo(b)fluoranthen-Gehalt (µg/kg)	35	0,49	1,9	3,1	6,7	8,3	Benzo(b)fluoranthen-Gehalt (µg/kg)	46	0,05	1,0	3,1	8,6	20,9
Summe der PAK-4 Gehalte* (µg/kg)	35	1,65	9,0	13,0	27,0	36,7	Summe der PAK-4 Gehalte* (µg/kg)	46	0,07	3,5	7,3	22,0	38,7
Kardamom	Anzahl untersuchter Proben	Min[#]	Median[#]	MW[#]	90. Perzentil[#]	Max[#]	**Schnittlauch**	Anzahl untersuchter Proben	Min[#]	Median[#]	MW[#]	90. Perzentil[#]	Max[#]
Benzo[a]pyren-Gehalt (µg/kg)	3	1,89	4,3	3,8	–	5,2	Benzo[a]pyren-Gehalt (µg/kg)	11	0,30	1,0	1,4	3,7	3,9
Chrysen-Gehalt (µg/kg)	3	11,3	19,5	18,6	–	24,9	Chrysen-Gehalt (µg/kg)	11	0,69	4,7	4,8	9,3	10,9
Benzo[a]anthracen-Gehalt (µg/kg)	3	5,82	6,8	7,0	–	8,5	Benzo[a]anthracen-Gehalt (µg/kg)	11	0,22	1,3	2,5	4,8	5,5
Benzo(b)fluoranthen-Gehalt (µg/kg)	3	4,55	6,8	6,3	–	7,4	Benzo(b)fluoranthen-Gehalt (µg/kg)	11	0,61	2,3	3,0	5,2	8,7
Summe der PAK-4 Gehalte* (µg/kg)	3	24,5	37,3	35,6	–	45,0	Summe der PAK-4 Gehalte* (µg/kg)	11	1,86	8,8	11,1	19,2	19,7
Sonstige Frucht- und Samengewürze	Anzahl untersuchter Proben	Min[#]	Median[#]	MW[#]	90. Perzentil[#]	Max[#]	**Pfeffer**	Anzahl untersuchter Proben	Min[#]	Median[#]	MW[#]	90. Perzentil[#]	Max[#]
Benzo[a]pyren-Gehalt (µg/kg)	31	0,22	0,7	0,8	1,2	1,6	Benzo[a]pyren-Gehalt (µg/kg)	17	0,50	1,2	1,5	2,8	3,9
Chrysen-Gehalt (µg/kg)	31	0,20	1,8	3,1	9,3	10,8	Chrysen-Gehalt (µg/kg)	17	0,70	4,4	6,9	19,3	21,6
Benzo[a]anthracen-Gehalt (µg/kg)	31	0,13	1,2	1,8	3,9	6,5	Benzo[a]anthracen-Gehalt (µg/kg)	17	0,50	3,4	4,0	7,9	8,2
Benzo(b)fluoranthen-Gehalt (µg/kg)	31	0,10	1,3	1,7	4,1	6,2	Benzo(b)fluoranthen-Gehalt (µg/kg)	16	0,30	2,4	3,0	6,2	8,4
Summe der PAK-4 Gehalte* (µg/kg)	31	0,43	3,4	5,6	15,0	22,0	Summe der PAK-4 Gehalte* (µg/kg)	16	0,70	9,2	11,4	28,4	38,1

Gewürzmischungen	Anzahl untersuchter Proben	Min	Min[#]	Median[#]	MW[#]	90. Perzentil[#]
Benzo[a]pyren-Gehalt (µg/kg)	24	0,26	1,3	1,5	2,3	5,5
Chrysen-Gehalt (µg/kg)	25	0,40	3,4	5,4	9,2	22,8
Benzo[a]anthracen-Gehalt (µg/kg)	25	0,40	2,0	2,9	5,4	13,8
Benzo(b)fluoranthen-Gehalt (µg/kg)	24	0,40	1,7	2,5	6,5	7,7
Summe der PAK-4 Gehalte* (µg/kg)	24	0,72	7,1	10,8	18,0	48,7

* Summe der Gehalte an Benzo[a]pyren, Chrysen, Benzo[a]anthracen und Benzo(b)fluoranthen in den Proben, die auf alle 4 Stoffe untersucht wurden
# Die statistischen Kennwerte beziehen sich auf die quantifizierten Gehalte.

4.7   Ethylcarbamat in Steinobstbränden und -trestern

Dr. Lilli Reinhold, LAVES, LVI Braunschweig/Hannover, Standort Braunschweig

4.7.1   Ausgangssituation

Die Bildung von Ethylcarbamat aus Cyanid, Benzaldehyd und Alkohol unter Lichteinfluss, insbesondere in Steinobstbränden und Steinobsttrestern, ist durch gute Herstellungspraxis weitgehend vermeidbar. Ein Beispiel ist der Einsatz von Kupferkatalysatoren im Brennprozess, der für entsprechende Cyanidabscheidung sorgt und dadurch zur Minderung der Bildung von Ethylcarbamat beiträgt.

Im Wissenschaftlichen Gutachten des Gremiums für Kontaminanten (EFSA 2007) wird ausgeführt, dass Ethylcarbamat „bei Tieren genotoxisch und ein Multisite-Karzinogen und bei Menschen wahrscheinlich karzinogen" ist. In diesem Gutachten leitete das Gremium für verschiedene Lebensmittel- und Getränkeverbrauchsszenarien „Margins of Exposure" (MOE) für Ethylcarbamat ab. Aufgrund der MOE-Werte kam das Gremium zu dem Schluss, dass das Vorkommen von

Tab. 4.7.1 Anzahl der Proben und Gehalt an Ethylcarbamat der verschiedenen Steinobstbrände unterschiedlicher Herkunft (siehe Tab. 4.7.2)

Matrix	Anzahl untersuchter Proben	Anzahl positiver Proben	Anzahl der Proben mit Ethylcarbamatgehalten			
			< 0,4 mg/l	0,4 – < 0,8 mg/l	0,8 – < 1,0 mg/l	> 1,0 mg/l
Aprikosenbrand	22	14	10	2	–	2
Kirschbrand	197	170	109	27	5	29
Mirabellenbrand	128	98	64	25	2	7
Pfirsichbrand	5	4	2	–	–	2
Zwetschgen-/Pflaumenbrand	233	178	111	34	13	20
Brand aus Obsttrester	1	1	–	1	–	–
sonstige Brände	11	4	3	–	–	1
Obstgeiste	8	7	6	1	–	–
Obstspirituosen	13	5	5	–	–	–
sonstige Spirituosen	39	24	24	–	–	–
Gesamt	**657**	**505**	**334**	**90**	**20**	**61**

Tab. 4.7.2 Anzahl der Proben und Gehalt an Ethylcarbamat der untersuchten Steinobstbrände, getrennt nach Herkunft

Herkunftsstaat	Anzahl untersuchter Proben	Anzahl positiver Proben	Anzahl der Proben mit Ethylcarbamatgehalten			
			< 0,4 mg/l	0,4 – < 0,8 mg/l	0,8 – < 1,0 mg/l	> 1,0 mg/l
Deutschland	592	456	295	82	20	59
Frankreich	16	16	11	4	–	1
Italien	15	9	9	–	–	–
Kroatien	6	6	6	–	–	–
Österreich	9	3	2	1	–	–
Schweiz	4	3	1	2	–	–
Ungarn	4	3	3	–	–	–
keine Angabe	11	9	7	1	–	1
Gesamt	**657**	**505**	**334**	**90**	**20**	**61**

Tab. 4.7.3 Vergleich der Untersuchungsergebnisse aus den Jahren 2006 und 2011 zu Ethylcarbamat-Gehalten in Steinobstbränden

Matrix	Büp 2006 Probenzahl: 379				Büp 2011 Probenzahl: 580			
	Anzahl positiver Proben	Anzahl der Proben mit Ethylcarbamatgehalten*		Max. Wert	Anzahl positiver Proben	Anzahl der Proben mit Ethylcarbamatgehalten*		Max. Wert
		< 0,8 mg/l	> 0,8 mg/l			< 0,8 mg/l	> 0,8 mg/l	
Aprikosenbrand	10 (83 %)	10 (100 %)	0	0,8	14 (64 %)	12 (86 %)	2 (14 %)	12,9
Kirschbrand	125 (88 %)	89 (71 %)	36 (29 %)	8,6	170 (86 %)	136 (80 %)	34 (20 %)	8,6
Mirabellenbrand	56 (85 %)	45 (80 %)	11 (20 %)	2,6	98 (77 %)	89 (91 %)	9 (9 %)	4,0
Pflaumenbrand	126 (79 %)	109 (87 %)	17 (13 %)	3,5	178 (76 %)	145 (81 %)	33 (19 %)	6,4
Gesamt	**317 (84 %)**	**253 (80 %)**	**64 (20 %)**		**460 (79 %)**	**382 (83 %)**	**78 (17 %)**	

* Prozentangaben bezogen auf die Zahl der positiven Proben

Ethylcarbamat in alkoholischen Getränken (hier: insbesondere Steinobstbrände) gesundheitlich bedenklich ist und empfahl, Maßnahmen zu treffen, um die Konzentration von Ethylcarbamat in diesen Getränken zu senken.

Mit der Empfehlung der Kommission 2010/133/EU vom 2. März 2010 wurde ein Verhaltenscodex zur Prävention und Reduzierung des Ethylcarbamatgehalts in Steinobstbränden und Steinobsttrestern veröffentlicht, bei dessen Anwendung ein Gehalt in Spirituosen von maximal 1 mg/l erreicht werden kann. Den Mitgliedstaaten wurde empfohlen, von 2010 bis 2012 die Gehalte zu überwachen.

4.7.2 Ziel

Mit diesem Programm sollten die Ethylcarbamatgehalte (EC) in Steinobstbränden und -trestern bestimmt werden. Die Untersuchungsergebnisse sollten zudem mit den Daten des BÜp 2006 verglichen werden. Außerdem sollte geprüft werden, ob und inwieweit bereits eine Reduzierung der EC-Gehalte erzielt wurde.

4.7.3 Ergebnisse

An diesem Programm beteiligten sich 13 Bundesländer mit insgesamt 657 Proben.

91 % der Proben waren Obstbrände, 9 % Obstgeiste oder andere Spirituosen.

90 % der untersuchten Proben stammten aus Deutschland. Tabelle 4.7.2 zeigt die Ergebnisse, geordnet nach Herkunftsland.

In Tabelle 4.7.1 sind die Untersuchungsergebnisse nach den Gruppen der Steinobstbrände zusammengestellt. Nur 23 % der untersuchten Proben enthielten kein EC. 12 % der positiven Proben enthielten EC-Gehalte über dem empfohlenen Wert von 1 mg/l.

Bei 22 untersuchten Aprikosenbränden enthielten 14 Proben (64 %) EC. In 2 Proben lagen die EC-Gehalte über dem Richtwert der Empfehlung der Kommission 2010/133/EU von 1 mg/l.

Die 197 untersuchten Kirschbrände wiesen den höchsten Anteil positiver Proben auf (86 %). In 17 % der EC-positiven Kirschbrände (29 Proben) wurde der geltende Richtwert von 1 mg/l überschritten.

Die Ergebnisse der 128 Mirabellenbrände und 233 Zwetschgen-/Pflaumenbrände waren vergleichbar. In jeweils 76 % der Proben wurde EC nachgewiesen. EC-Gehalte über dem Richtwert von 1 mg/l wurden in 7 % der EC-positiven Mirabellenbrände und in 11 % der EC-positiven Zwetschgen-/Pflaumenbrände nachgewiesen.

Ziel dieses Programms war ein Vergleich mit den BÜp Ergebnissen 2006. Dafür wurde die frühere Empfehlung des Bundesgesundheitsamtes (BGA) herangezogen. Bereits 1986 wurde vom damaligen BGA der Richtwert von 0,4 mg/l vorgeschlagen und führte damals bei doppelter Richtwertüberschreitung (> 0,8 mg/l) zu einer Beanstandung. Im Rahmen des BÜp 2006 wurden vorrangig die 4 Obstbrände Aprikose, Mirabelle, Kirsche und Zwetschgen-/Pflaume untersucht. In Tabelle 4.7.3 sind die vergleichbaren aktuellen Daten gegenübergestellt.

Ein deutlicher Rückgang an positiven Befunden ist nicht zu beobachten. Während 2006 84 % der Proben positive Befunde aufwiesen, waren es 2011 79 % der Proben. Auch die Probenzahlen mit Gehalten < 0,8 mg/l oder > 0,8 mg/l zeigen keine großen Veränderungen: 2006 lagen in 80 % der positiven Proben die Gehalte unter 0,8 mg/l. Im Jahr 2011 traf dies auf 83 % der positiven Proben zu. Entsprechend lagen dann die Gehalte im Jahr 2006 in 20 % der Proben über 0,8 mg/l und im Jahr 2011 in 17 % der Proben. Beim Betrachten der einzelnen Brände fällt nur bei Aprikosenbränden eine Reduzierung der positiven Befunde um ca. 20 % auf. Allerdings wurde in dieser Sorte im Jahr 2011 der höchste EC-Gehalt von 12,9 mg/l gemessen. Insgesamt ist festzustellen, dass die gemessenen Maximalwerte für EC im Jahr 2011 deutlich höher waren als im Jahr 2006.

4.7.4 Schlussfolgerungen

Die Ergebnisse dieses Programms zeigen, dass das hier behandelte Thema im Rahmen der amtlichen Kontrolle verstärkt berücksichtigt werden sollte.

4.7.5 Literatur

EFSA (2007): Ethylcarbamat und Blausäure in Lebensmitteln und Getränken, Wissenschaftliches Gutachten des Gremiums für Kontaminanten. The EFSA Journal (2007) S. 551

Europäische Kommission (2010): Empfehlung der Kommission vom 2. März 2010 zur Prävention und Reduzierung von Ethylcarbamat in Steinobstbränden und Steinobsttrestern und zur Überwachung des Ethylcarbamatgehalts in diesen Getränken (2010/133/EU). ABl. L 52 vom 3.3.2010, S. 53

Bundesgesundheitsamt (1986): Pressemitteilung des Bundesgesundheitsamtes 04/1986, Berlin: Vorkommen von Ethylcarbamat in Spirituosen

BVL (2007): Berichte zur Lebensmittelsicherheit 2006 – Bundesweiter Überwachungsplan, Bestimmung von Ethylcarbamat (EC) in Steinobstbränden (auch Erzeugnisse aus anderen EU-Mitgliedstaaten), S. 27 – 29

4.8 Aflatoxine und Ochratoxin A in Muskatnusspulver

Dr. Lilli Reinhold, LAVES LVI Braunschweig/Hannover, Standort Braunschweig

4.8.1 Ausgangssituation

In Muskatnusspulver werden regelmäßig hohe Gehalte von Aflatoxinen und Ochratoxin A gemessen. Seit 1. Juli 2010 gilt ein Höchstgehalt für Ochratoxin A in Muskatnuss von 30 µg/kg, der am 1. Juli 2012 auf 15 µg/kg gesenkt wurde (Verordnung (EG) Nr. 1881/2006). EU-weite Höchstgehalte für Aflatoxine in Muskatnuss bestehen seit 2002. Für Aflatoxin B_1 beträgt dieser 5,0 µg/kg, für die Summe der Aflatoxine 10,0 µg/kg.

4.8.2 Ziel

Mit diesem Programm sollte der Gehalt an Aflatoxinen und Ochratoxin A in Muskatnusspulver bestimmt werden, um die aktuelle Belastungssituation zu ermitteln und die Einhaltung der Höchstgehalte zu überprüfen.

4.8.3 Ergebnisse

An diesem Programm beteiligten sich 12 Bundesländer mit insgesamt 277 Proben.

Ochratoxin A:

274 Proben wurden im Hinblick auf diesen Parameter untersucht. In 61 Proben (22,3 %) wurde kein Ochratoxin A nachgewiesen. 200 Proben (73 %) enthielten Gehalte bis 15 µg/kg, 6 Proben (2,2 %) Gehalte von 15 µg/kg – 30 µg/kg und 7 Proben (2,5 %) Gehalte über dem zum Zeitpunkt der Untersuchung geltenden Höchstgehalt von 30 µg/kg (Tab. 4.8.1). Diese Gehalte lagen in 6 Proben bei 30,1 µg/kg – 55,9 µg/kg, in einer Probe wurde ein Wert von 243 µg/kg gemessen (Tab. 4.8.2). Die Ochratoxin A-Gehalte, die zwar unter dem zum Zeitpunkt der Untersuchung geltenden Höchstgehalt liegen, aber den seit Juli 2012 geltenden Höchstgehalt überschreiten, lagen zwischen 16,3 µg/kg und 25,2 µg/kg.

Aflatoxine:

277 Proben wurden im Hinblick auf die Parameter Aflatoxin B1 und Summe der Aflatoxine B1, B2, G1 und G2 untersucht.

In 44 Proben (15,9 %) wurde kein Aflatoxin B1 nachgewiesen, 205 Proben (74 %) enthielten Gehalte unter dem geltenden Höchstgehalt von 5 µg/kg. In 28 Proben (10,1 %) wurde der geltende Höchstgehalt überschritten (Tab. 4.8.1). Die Gehalte in den Proben mit Höchstgehaltsüberschreitungen lagen zwischen 5,06 µg/kg und 32,0 µg/kg.

Für die Summe der Aflatoxine wurden in 29 Proben (10,5 %) keine quantifizierbaren Gehalte bestimmt.

Tab. 4.8.1 Anzahl untersuchter Proben und Gehalte an Ochratoxin A, Aflatoxin B_1 und der Summe der Aflatoxine in Muskatnusspulver (n = Anzahl untersuchter Proben, n.n. = nicht nachgewiesen)

Matrix	Anzahl untersuchter Proben	Ochratoxin A-Gehalt [µg/kg]* (n = 274)				Aflatoxin B_1-Gehalt [µg/kg]* (n = 277)			Gehalt Summe Aflatoxine [µg/kg]* (n = 277)		
		n.n.	< 15	15 - < 30	≥ 30	n.n.	< 5	≥ 5	n.n.	< 10	≥ 10
Muskatnusspulver	277	61	200	6	7	44	205	28	29	232	16

* Höchstmengen gemäß Verordnung (EG) Nr. 1881/2006: Ochratoxin A: 30 µg/kg; ist am 1. Juli 2012 auf 15 µg/kg gesenkt worden, Aflatoxin B_1: 5,0 µg/kg, Summe Aflatoxine: 10,0 µg/kg

Tab. 4.8.2 Anzahl untersuchter Proben und statistische Kennwerte für die Gehalte an Ochratoxin A, Aflatoxin B_1 und der Summe der Aflatoxine in Muskatnusspulver

Parameter	Anzahl untersuchter Proben	Anzahl Proben mit quantifizierten Werten	Gehalt* [µg/kg]				
			Min	Median	Mittelwert	90. Perzentil	Max
Ochratoxin A	274	181	0,10	1,10	5,22	12,1	243
Aflatoxin B_1	277	216	0,25	1,50	3,02	7,35	32
Summe der Aflatoxine	277	217	0,29	1,59	3,57	8,71	46,7

* Die statistischen Kennwerte beziehen sich auf die quantifizierten Gehalte.

232 Proben (83,7 %) wiesen Gehalte unterhalb des Höchstgehaltes von 10 µg/kg auf. In 16 Proben (5,8 %) lagen die Gehalte über dem genannten Höchstgehalt. Die nachgewiesenen Gehalte lagen bei diesen Proben zwischen 10,43 µg/kg und 46,7 µg/kg.

Betrachtet man die Proben mit den höchsten Konzentrationen für Ochratoxin A, die über dem festgesetzten Höchstgehalt liegen, so sind die Gehalte für Aflatoxin B1 und die Summe der Aflatoxine in diesen Proben, bis auf eine Probe, ebenfalls hoch (Tab. 4.8.3).

Daraus kann jedoch nicht geschlossen werden, dass bei einer Höchstgehaltsüberschreitung bei einem der Mykotoxine auch die anderen über den Höchstgehalten liegen.

Im Rahmen dieses Programms wurde Ochratoxin A in 77,7 % der Muskatnussproben nachgewiesen. Aflatoxin B1 war in 84 % der Proben nachweisbar, wobei in 10 % der Proben der Höchstgehalt überschritten wurde und in fast 80 % der Proben mindestens eines der Aflatoxine B1, B2, G1 oder G2 enthalten war.

4.8.4 Schlussfolgerungen

Die Ergebnisse dieses Programms zeigen, dass das hier behandelte Thema im Rahmen der amtlichen Kontrolle verstärkt berücksichtigt werden sollte. Ein Aufgreifen dieses Themas in einem späteren, ggf. angepassten Programm sollte in Erwägung gezogen werden.

Tab. 4.8.3 Beispiele für Proben, deren Gehalte an Ochratoxin A, Aflatoxin B_1 und der Summe der Aflatoxine in Muskatnusspulver die Höchstgehalte überschreiten

Probe	Ochratoxin A [µg/kg]	Aflatoxin B1 [µg/kg]	Summe Aflatoxine [µg/kg]
Probe 1	30,1	13,8	16,2
Probe 2	35,2	9,3	10,8
Probe 3	40,5	19,8	23,8
Probe 4	45,1	1,9	2,44
Probe 5	55,9	26,4	33,8
Probe 6	55,9	17,6	20,1
Probe 7	243	32,0	46,7

4.9 Dioxine und dioxinähnliche polychlorierte Biphenyle (dl-PCB) in Rindfleisch aus Mutterkuhhaltung (Weidehaltung)

Dr. Elke Bruns-Weller, LAVES, LVI Oldenburg

Tab. 4.9.1   Statistische Kennwerte zu den WHO-Toxizitätsäquivalenten (upperbound, TEF 1998) für Dioxine und dl-PCB in pg/g Fett und Anzahl der Überschreitungen der Auslösewerte und Höchstgehalte in Muskelfleisch von Rindern aus Mutterkuhhaltung (Auswertungen durchgeführt für a) alle Proben, b) nur für Mutterkühe und c) nur für Nachkommen)

	n^a	Median	90. Perzentil	95. Perzentil	Maximum	AL^b	n > AL	HG^c	n > HG
Rindfleisch, alle									
WHO-PCDD/F-TEQ	220	0,69	1,29	1,54	4,10	1,5	11	3	2
WHO-PCB-TEQ	220	2,04	3,90	4,70	49,5	1,0	188		
WHO-PCDD/F-PCB-TEQ	220	2,80	5,23	6,10	50,8			4,5	37
Rindfleisch, nur Mutterkühe									
WHO-PCDD/F-TEQ	52	0,56	0,92	1,25	1,31	1,5	0	3	0
WHO-PCB-TEQ	52	1,80	2,71	2,96	3,14	1,0	43		
WHO-PCDD/F-PCB-TEQ	52	2,36	3,45	3,86	3,92			4,5	0
Rindfleisch, nur Nachkommen									
WHO-PCDD/F-TEQ	145	0,77	1,39	1,60	4,10	1,5	10	3	2
WHO-PCB-TEQ	145	2,32	4,58	5,79	49,5	1,0	129		
WHO-PCDD/F-PCB-TEQ	145	3,28	5,78	7,01	50,8			4,5	36

n^a – Anzahl der untersuchten Proben
AL^b – Auslösewert gemäß Empfehlung 2006/88/EG in pg/g Fett
n > AL – Anzahl der Proben für die das Ergebnis größer ist als der AL und für Dioxine gilt zusätzlich: gleich bzw. kleiner als HG
HG^c – Höchstgehalt für Dioxine und für die Summe aus Dioxine und dl-PCB gemäß Verordnung (EG) Nr. 1881/2006 in pg/g Fett

4.9.1   Ausgangssituation

Untersuchungsergebnisse aus verschiedenen Bundesländern ließen darauf schließen, dass es bei Rindfleisch aus extensiver Tierhaltung zu Überschreitungen insbesondere des Summenhöchstgehaltes für Dioxine und dl-PCB kommen kann. Hierbei trugen hauptsächlich die hohen Gehalte an dl-PCB zur Überschreitung des Summenhöchstgehaltes bei. Die Datenlage war jedoch, anders als bei Rindfleisch aus konventioneller Haltung, für eine abschließende Bewertung nicht ausreichend. Daher erschien es sinnvoll, eine repräsentative Datengrundlage hinsichtlich der Belastung von Rindfleisch aus extensiver Haltung zu schaffen. Die Untersuchungen wurden fokussiert auf Rindfleisch aus Mutterkuhhaltung, da bei dieser Haltungsform wesentliche Elemente der extensiven Tierhaltung umgesetzt werden, z. B. in der Regel lange Weidehaltungszeiten, überwiegender Einsatz betriebseigener Futtermittel und geringere Nutzung anderer Produktionsfaktoren. Um mögliche Belastungseinflüsse zu ermitteln, sollten u. a. folgende ergänzende Angaben zu den beprobten Rindern erhoben werden: Herkunft des Fleisches von Mutterkuh oder von Nachkommen aus Mutterkuhhaltung, Alter der Rinder, Dauer der Weidehaltung in Monaten, Rasse, Absetzalter bei den Nachkommen sowie Angaben zur Verwendung zusätzlicher Futtermittel.

Zum Zeitpunkt der Durchführung des Programms galten die Höchstgehalte und Auslösewerte auf Basis der WHO-Toxizitätsäquivalentfaktoren (WHO-TEF) von 1998. Sie sind in der Verordnung (EG) Nr. 1881/2006 (Höchstgehalte) und in der Empfehlung der Kommission 2006/88/EG (Auslösewerte) enthalten. Die Höchstgehalte und Auslösewerte wurden zwischenzeitlich durch die Verordnung (EU) Nr. 1259/2011 und die Empfehlung der Kommission 2011/516/EU aktualisiert (TEF 2005).

4.9.2   Ziel

Im Rahmen dieses Programms sollten die Gehalte an Dioxinen und dl-PCB in Rindfleisch aus Mutterkuhhaltung bestimmt werden. Es sollte sowohl das Fleisch von Mutterkühen als auch das von den Nachkommen untersucht werden.

4.9.3   Ergebnisse

An dem Programm beteiligten sich 12 Bundesländer mit insgesamt 220 Proben. Die Ergebnisse der Untersuchungen auf Dioxine und dl-PCB sind in Tabelle 4.9.1 darge-

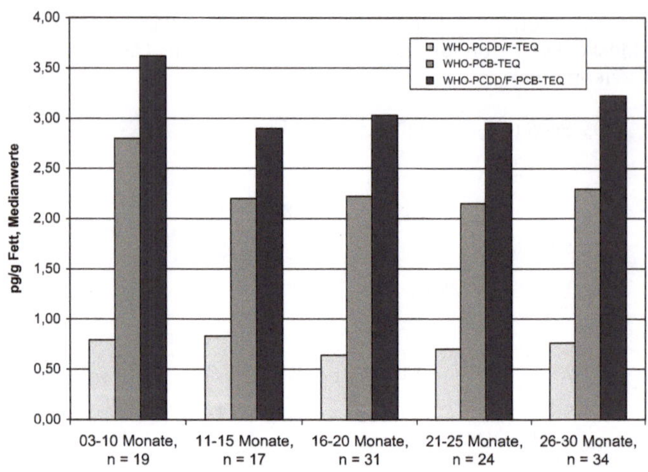

Abb. 4.9.1 WHO-Toxizitätsäquivalente für Dioxine, dl-PCB und die Summe aus Dioxinen und dl-PCB für die Nachkommen aus Mutterkuhhaltung in Abhängigkeit vom Schlachtalter (Medianwerte in pg/g Fett, TEF 1998)

Tab. 4.9.2 WHO-Toxizitätsäquivalente (upperbound) für Dioxine und dl-PCB in Muskelfleisch von Nachkommen aus Mutterkuhhaltung in Abhängigkeit vom Absetzalter (Medianwerte in pg/g Fett, TEF 1998)

Absetzalter in Monaten	Nachkommen von Mutterkühen			
	Anzahl	WHO-PCDD/F-TEQ	WHO-PCB-TEQ	WHO-PCDD/F-PCB-TEQ
< 6 Monate	7	0,77	1,27	2,37
6 Monate	17	0,90	2,90	3,95
7 Monate	16	0,78	2,15	3,07
8 Monate	25	0,79	2,60	3,51
9 Monate	19	0,86	2,37	3,56
10 Monate	18	0,70	2,08	2,81
11 – 13 Monate	11	0,77	2,59	3,03
> 13 Monate	2	0,85	1,11	1,96

stellt. Aufgeführt sind die aggregierten Ergebnisse aller Rindfleischproben und zusätzlich – soweit eine Zuordnung möglich war – die Ergebnisse differenziert nach Proben von Mutterkühen und von Nachkommen aus Mutterkuhhaltung. 23 Rindfleischproben konnten keiner der zwei in der Tabelle genannten Kategorien zugeordnet werden.

Die Auswertung aller Datensätze wurde mit den zum Zeitpunkt der Untersuchung gültigen TEF 1998 durchgeführt. Sie ergab, dass bei 37 von 220 Rindfleischproben (entsprechend 16,8 %) eine nominelle Überschreitung des Höchstgehaltes von 4,5 pg WHO-PCDD/F-PCB-TEQ/g Fett für die Summe aus Dioxinen und dl-PCB vorlag. Bei 2 dieser Proben wurde gleichzeitig auch der Höchstgehalt für Dioxine von 3,0 pg WHO-PCDD/F-TEQ/g Fett überschritten. In Übereinstimmung mit früheren Untersuchungen waren bis auf wenige Ausnahmen erhöhte dl-PCB-Gehalte verantwortlich für die Höchstgehaltsüberschreitungen.

Eine zudem durchgeführte Berechnung aller Ergebnisse mit den TEF 2005 ergab keine Änderung hinsichtlich der Anzahl der festgestellten Höchstgehaltsüberschreitungen, da zwar aufgrund der Verwendung der TEF 2005 die TEQ-Werte der Rindfleischproben sinken, die Höchstgehalte aber ebenfalls gesenkt wurden. In Tabelle 4.9.5 sind die statistischen Kennwerte der TEQ-Berechnungen mit den TEF 2005 und die Anzahl der Höchstgehalts- und Auslösewertüberschreitungen dargestellt.

Der Auslösewert für dl-PCB wurde bei 188 Proben (85 %) und der Auslösewert für Dioxine bei 11 Proben (5 %) überschritten. Die sehr hohe Anzahl an Auslöse-

wertüberschreitungen muss vor dem Hintergrund der zum Auswertezeitraum gültigen Auslösewerte für Fleisch von Rindern und Schafen, die nicht der EU-weiten Hintergrundbelastung angepasst waren, gesehen werden. In der seit Anfang 2012 gültigen Empfehlung 2011/516/EU wurden die Auslösewerte für Dioxine und dl-PCB dementsprechend auf jeweils 1,75 pg WHO-TEQ/g Fett angehoben. Der für die Rindfleischproben aus Mutterkuhhaltung festgestellte Medianwert für dl-PCB (bezogen auf TEF 2005) von 1,80 pg WHO-PCB-TEQ/g Fett liegt aber immer noch über dem aktualisierten Auslösewert (Tab. 4.9.5).

Die getrennte Auswertung der Daten für Rindfleisch von Mutterkühen und für Nachkommen aus Mutterkuhhaltung zeigt, dass das Muskelfleisch von Mutterkühen eine deutlich geringere Belastung aufwies als das der Nachkommen. Während das Muskelfleisch der Mutterkühe (52 Proben) in keinem Fall eine Überschreitung der Höchstgehalte aufzeigte, überschritten 36 der 145 Rindfleischproben von Nachkommen (entsprechend 25 %) den Summenhöchstgehalt für Dioxine und dl-PCB, wobei 2 dieser Proben wiederum zusätzlich den Höchstgehalt für Dioxine überschritten.

Die Dioxin- und dl-PCB-Gehalte des Muskelfleisches der Mutterkühe scheinen aufgrund der Laktationsphasen nicht über ein bestimmtes Belastungsniveau zu steigen, da vom Tier aufgenommene Dioxine und PCB kontinuierlich mit dem Milchfett wieder ausgeschieden werden. Ein Zusammenhang zwischen der Kontaminationshöhe und dem Schlachtalter der Mutterkühe war nicht erkennbar.

Tab. 4.9.3 WHO-Toxizitätsäquivalente (upperbound) für Dioxine und dl-PCB in Abhängigkeit von der Dauer der Weidehaltung, getrennte Auswertungen für Mutterkühe und für die Nachkommen aus Mutterkuhhaltung (Medianwerte in pg/g Fett, TEF 1998)

Weidehaltung in Monaten/Jahr	Mutterkühe				Nachkommen von Mutterkühen			
	Anzahl	WHO-PCDD/F-TEQ	WHO-PCB-TEQ	WHO-PCDD/F-PCB-TEQ	Anzahl	WHO-PCDD/F-TEQ	WHO-PCB-TEQ	WHO-PCDD/F-PCB-TEQ
< 6 Monate	3	0,31	1,35	1,78	12	0,83	2,59	3,66
6 Monate	17	0,60	2,18	2,90	25	0,75	2,06	3,07
7 Monate	6	0,48	1,67	2,08	19	0,67	2,00	2,61
8 – 9 Monate	7	0,58	1,80	2,50	18	0,73	2,24	3,09
10 – 11 Monate	1	0,68	1,49	2,17	4	1,03	3,67	4,69
12 Monate	15	0,49	1,18	1,95	52	0,78	2,55	3,49

Für die Auswertung der Ergebnisse der Muskelfleischproben von Nachkommen hinsichtlich der Abhängigkeit vom Schlachtalter der Tiere wurde eine Gruppierung in Altersklassen vorgenommen (Abb. 4.9.1). Ein offensichtlicher Zusammenhang der Belastungshöhe vom Schlachtalter ist auch bei den Nachkommen nicht erkennbar. Eine geringfügig höhere Belastung sehr jung geschlachteter Tiere (3 – 10 Monate) lässt sich aber – in Anbetracht der niedrigen Fallzahl mit aller Vorsicht – ableiten. Eine Erklärung für diese Feststellung könnte die pränatale Vorbelastung und der hohe Anteil der Mutterkuhmilch an der Gesamtfuttermittelaufnahme bei Kälbern sein.

Die Auswertung hinsichtlich des Einflusses des Absetzalters für Nachkommen aus Mutterkuhhaltung lässt keine klare Trendaussage zu, da zum Teil die Fallzahlen zu klein waren, aber auch vermutlich die individuell unterschiedliche, zusätzliche Futtermittelaufnahme der Tiere eine Rolle spielte (Tab. 4.9.2). Bei einem Absetzalter unter 6 Monaten scheint die Belastung des Muskelfleisches geringer zu sein, eine gesicherte Aussage ist aber nicht möglich.

In einer Schweizer Studie (ALP 2009) wurde eine mögliche Abhängigkeit zwischen den Dioxin- und dl-PCB-Gehalten und der Länge des Zeitraumes zwischen Absetzalter und Schlachtalter festgestellt. Zur Ableitung einer möglichen Korrelation standen in dem aktuellen Projekt 100 Datensätze zur Verfügung. Die in der Schweizer Studie festgestellte, geringere Belastung von Rindern, die längere Zeit vor der Schlachtung abgesetzt wurden, konnte aus den vorliegenden Projektdaten nicht abgeleitet werden. Allerdings sind die Projekte auch nur eingeschränkt vergleichbar, da in die Schweizer Studie nicht nur Ergebnisse von Nachkommen aus Mutterkuhhaltung, sondern auch aus anderen Haltungsformen eingeflossen sind.

Die statistische Auswertung des Belastungsniveaus in Abhängigkeit von der Dauer der Weidehaltung ist in Tabelle 4.9.3 wiedergegeben: geringfügige Unterschiede sind erkennbar, Trends aber lassen sich anhand der Medianwerte nicht ableiten, wobei wiederum geringe Fallzahlen und vielfältige andere Faktoren, die ebenfalls einen Einfluss auf die Belastung haben, die Aussage erschweren. Die deutlich am höchsten belasteten Rindfleischproben mit Gehalten von 50,8 pg bzw. 20,3 pg WHO-PCCD/F-PCB-TEQ/g Fett – bei denen wiederum besonders hohe dl-PCB-Gehalt ermittelt wurden – stammten allerdings beide aus ganzjähriger Weidehaltung.

Aufgrund der Vielzahl der beprobten Rassen und -kreuzungen und den daraus resultierenden geringen Fallzahlen ist eine Auswertung hinsichtlich einer möglichen Belastungsabhängigkeit nur für die Rassen Angus (n = 15), Limousin (n = 22) und Galloway (n = 25) möglich. Eine signifikante Abweichung der Dioxin- und dl-PCB-Gehalte des Muskelfleisches dieser drei Rassen zu den Medianwerten der Gehalte aller Proben ist nicht festzustellen.

Die Auswertungen hinsichtlich der Angaben zu den zusätzlich eingesetzten Futtermitteln erwiesen sich aufgrund der Vielfalt der eingesetzten Futtermittel, der Mehrfachnennungen und der geringen Fallzahlen als schwierig. Eine vereinfachte Kategorisierung wurde genutzt, um eine grundsätzliche Nutzung der Angaben zu den zusätzlich eingesetzten Futtermitteln zu ermöglichen (Tab. 4.9.4). Zum Vergleich werden zusätzlich in der ersten Zeile die Ergebnisse aller Probenuntersuchungen aufgeführt.

Die Höhe der Belastung des Muskelfleisches von Rindern aus Mutterkuhhaltung scheint durch den Einsatz der ausgewählten zusätzlichen Futtermittel nicht beeinflusst zu werden.

Tab. 4.9.4   WHO-Toxizitätsäquivalente (upperbound) für Dioxine und dl-PCB in Muskelfleisch von Rindern in Abhängigkeit von zusätzlich eingesetzten Futtermitteln (Medianwerte in pg/g Fett, TEF 1998)

	Anzahl	WHO-PCDD/F-TEQ	WHO-PCB-TEQ	WHO-PCDD/F-PCB-TEQ
Vergleichswerte für alle Tiere	220	0,69	2,04	2,80
Zusätzliche Futtermittel				
Raufutter	82	0,70	1,97	2,64
Mineralfutter	39	0,67	2,21	2,92
Getreide	44	0,62	1,97	2,72

Tab. 4.9.5   Statistische Kennwerte zu den WHO-Toxizitätsäquivalenten (upperbound, TEF 2005) für Dioxine und dl-PCB in pg/g Fett und Anzahl der Überschreitungen der Auslösewerte und Höchstgehalte in Muskelfleisch von Rindern aus Mutterkuhhaltung (Auswertungen durchgeführt für a) alle Proben, b) nur für Mutterkühe und c) nur für Nachkommen)

	n^a	Median	90. Perzentil	95. Perzentil	Maximum	AL^b	n > AL	HG^c	n > HG
Rindfleisch, alle									
WHO-PCDD/F-TEQ	220	0,57	1,04	1,25	3,26	1,75	5	2,5	2
WHO-PCB-TEQ	220	1,80	3,56	4,24	32,12	1,75	118		
WHO-PCDD/F-PCB-TEQ	220	2,45	4,53	5,41	33,06			4,0	37
Rindfleisch, nur Mutterkühe									
WHO-PCDD/F-TEQ	52	0,47	0,77	0,98	1,07	1,75	0	2,5	0
WHO-PCB-TEQ	52	1,61	2,48	2,61	2,90	1,75	20		
WHO-PCDD/F-PCB-TEQ	52	2,03	3,06	3,34	3,40			4,0	0
Rindfleisch, nur Nachkommen									
WHO-PCDD/F-TEQ	145	0,64	1,12	1,30	3,26	1,75	5	2,5	2
WHO-PCB-TEQ	145	2,06	3,99	4,68	32,12	1,75	89		
WHO-PCDD/F-PCB-TEQ	145	2,82	4,97	5,84	33,06			4,0	36

n^a – Anzahl der untersuchten Proben
AL^b – Auslösewert gemäß Empfehlung der Kommission 2011/516/EU in pg/g Fett
n > AL – Anzahl der Proben für die das Ergebnis größer ist als der AL und für Dioxine gilt zusätzlich: gleich bzw. kleiner als HG
HG^c – Höchstgehalt für Dioxine und für die Summe aus Dioxine und dl-PCB gemäß Verordnung (EU) Nr. 1259/2011 in pg/g Fett

4.9.4   Schlussfolgerungen

Die Ergebnisse dieses Programms zeigen, dass das hier behandelte Thema im Rahmen der amtlichen Kontrolle verstärkt berücksichtigt werden sollte. Ein Aufgreifen dieses Themas in einem späteren, ggf. angepassten Programm sollte in Erwägung gezogen werden.

Handlungsempfehlungen und Beratung zum Weide- und Fütterungsmanagement für Betriebe mit extensiver Rinderhaltung sollten bundesweit auf Basis der BMU-Broschüre: „Dioxin- und PCB-Einträge in Lebensmitteln vermeiden – ein Leitfaden für Geflügel-, Rinder-, Schaf- und Schweinehalter" hinsichtlich PCB weiterentwickelt und verstärkt eingesetzt werden (BMU 2011).

4.9.5   Literatur

ALP (2009): Projektbericht SIBEPRO, Forschungsanstalt Agroscope Liebefeld-Posieux ALP (Schweiz)
www.db-alp.admin.ch/de/publikationen/pub_detail.php?id=19127
BMU (2011): Dioxin- und PCB-Einträge in Lebensmitteln vermeiden – ein Leitfaden für Geflügel-, Rinder-, Schaf- und Schweinehalter
http://www.bmu.de/files/pdfs/allgemein/application/pdf/broschuere_dioxin_leitfaden_bf.pdf
Europäische Kommission (2011): Empfehlung der Kommission vom 23. August 2011 zur Reduzierung des Anteils von Dioxinen, Furanen und PCB in Futtermitteln und Lebensmitteln (2011/516/EU). ABl. L 218 vom 24.8.2011, S. 23.
Europäische Kommission (2006): Empfehlung der Kommission vom 6. Februar 2006 zur Reduzierung des Anteils von Dioxinen, Furanen und PCB in Futtermitteln und Lebensmitteln (2006/88/EU). ABl. L 42 vom 14.2.2006, S. 26.

4.10 Mangan in Ananas, Ananassäften und -nektaren

Dr. Tobias Haufe und Dr. Olf Richter, LUA Sachsen

4.10.1 Ausgangssituation

Im Rahmen der amtlichen Lebensmittelüberwachung wurden in Ananassäften und -nektaren erhöhte Mangankonzentrationen mit einem Durchschnittswert von 17,5 mg/l und einem Maximalgehalt von 27,5 mg/l festgestellt. Diese Konzentrationen liegen deutlich über denen anderer Fruchtsäfte.

Mangan ist ein essentielles Spurenelement, in höheren Konzentrationen wirkt es aber neurotoxisch. In Bezug auf Nahrungsergänzungsmittel empfiehlt das BfR aufgrund des geringen Abstandes zwischen der geschätzten Aufnahme und den Mengen, bei denen bereits unerwünschte Effekte beobachtet wurden, auf einen Zusatz von Mangan zu Nahrungsergänzungsmitteln und zu angereicherten Lebensmitteln zu verzichten (BfR 2004).

Auch in neueren Veröffentlichungen wird auf das Gefährdungspotential hingewiesen (Bornholz et al. 2009, Schwerdtle 2009). Der Lebensmittelausschuss der EU benennt für Mangan als akzeptablen Bereich der Gesamtaufnahme 1 mg bis 10 mg pro Person und Tag. Die WHO legte den TDI-Wert auf 60 µg/kg Körpergewicht fest (WHO 2004). Dieser Wert würde beim täglichen Genuss von einem Glas Ananassaft (mit der höchsten von uns gemessenen Belastung) durch eine 60 kg schwere Person bereits überschritten. Gesetzliche Höchstwerte für Mangan existieren weder für Fruchtsaft noch für Erfrischungsgetränke.

Für Trinkwasser gilt hingegen ein Grenzwert von 0,05 mg/l gemäß § 7 i. V. m. Anl. 3 der Trinkwasser-Verordnung; für Mineralwasser ein Grenzwert von 0,50 mg/l gemäß § 6a Abs. 1 i. V. m. Anl. 4 der Mineral- und Tafelwasserverordnung.

4.10.2 Ziel

Im Rahmen dieses Programms sollte der Mangan-Gehalt in Ananas, Ananassäften und -nektaren bestimmt werden.

4.10.3 Ergebnisse

An diesem Programm beteiligten sich 15 Bundesländer und die Bundeswehr mit insgesamt 606 Proben.

Davon waren 183 Proben Ananas (frisch), 398 Proben Ananassaft und 25 Proben Ananasnektar.

Im essbaren Anteil der Ananasfrüchte wurde eine mittlere Mangankonzentration (Medianwert) von 11,6 mg/kg und in Ananassaft von 14,9 mg/l (entspricht 14,2 mg/kg) ermittelt. Die Maximalwerte betrugen bei Ananasfrucht 42 mg/kg und bei Ananassaft 39 mg/l (entspricht 37,1 mg/kg). Die 25 Proben Ananasnektar (Fruchtsaftanteile von 50 % bzw. 60 %) wiesen im Median 11,6 mg/l Mangan auf (Tab. 4.10.1).

Die Ergebnisse sprechen dafür, dass Ananas im Gegensatz zu anderen Früchten Mangan besonders gut anreichern kann. Praktisch das gesamte Mangan der Frucht findet sich auch im Saft wieder. Es kann davon ausgegangen werden, dass bei der Saftherstellung kein nennenswerter, technologisch bedingter Eintrag von Mangan erfolgt.

Auffällig waren die starken Schwankungen der Mangankonzentrationen der untersuchten Früchte in einem Bereich von 0,5 mg/kg bis 42 mg/kg. Eine Auswertung der Ergebnisse nach dem Herkunftsland der Ananas ist auf Grund der teilweise geringen Probenzahlen nicht möglich. Der Hauptanteil der untersuchten Proben stammte aus Costa Rica (134 Proben), während die Probenzahlen anderer mittelamerikanischer und afrikanischer Länder zwischen 1 und 6 lagen. Eine Auswertung aller Ananasproben aus Afrika (8 Proben) und Mittelamerika (151 Proben) ergab einen Medianwert von 7,8 mg/kg bzw. 11,9 mg/kg.

Tab. 4.10.1 Anzahl untersuchter Proben und Mangan-Gehalt in Ananas, Ananassaft und Ananasnektar

Matrizes	Anzahl untersuchter Proben	Mangan-Gehalt* (in mg/kg bei Ananas bzw. in mg/l bei Saft und Nektar)				
		Min	Median	MW	90. Perzentil	Max
Ananasfrucht	183	0,50	11,62	13,25	26,72	42,00
Ananassaft	398	1,81	14,90	15,16	20,03	39,02
Ananasnektar (Fruchtsaftanteil 50 % bzw. 60 %)	25	5,59	11,59	11,49	17,22	21,40

* Die statistischen Kennwerte beziehen sich auf die quantifizierten Gehalte.

Der durchschnittliche Tagesverzehr an Fruchtsäften liegt bei 270 g (Männer) bzw. 232 g (Frauen) (MRI 2008). Unterstellt man einen 100 %-igen Anteil an Ananassaft und legt den Medianwert der Mangankonzentration von 14,9 mg/l zugrunde, würde die tägliche Aufnahme an Mangan 4,0 mg bzw. 3,4 mg betragen. Bei einem Körpergewicht von 60 kg bedeutet das praktisch eine vollständige Ausschöpfung des TDI-Wertes der WHO, während die Empfehlung der EU zu etwa einem Drittel ausgeschöpft wird.

4.10.4 Schlussfolgerungen

Die Ergebnisse dieses Programms zeigen, dass eine stichprobenartige Kontrolle im Rahmen der Routineüberwachung ausreichend ist.

4.10.5 Literatur

BfR (2004): Verwendung von Mineralstoffen in Lebensmitteln – Toxikologische und ernährungsphysiologische Aspekte. BfR-Wissenschaft 04/2004

Bornholz, J., Bach, P. M., Schwerdtle, T. (2009): Mangan – essenziell, aber auch toxisch: auf der Suche nach einer Gefährdungsabschätzung für Mangan in Lebensmitteln, Lebensmittelchemie 63, S. 146

Schwerdtle, T. (2009): Metalle in Lebensmitteln: eine Stoffgruppe zwischen Essentialität und Toxizität. Lebensmittelchemie 63, S. 148

WHO (2004): Manganese in Drinking-water – Background document for development of WHO Guidelines for Drinking-water Quality; WHO/SDE/WSH/03.04/104

MRI (2008): Nationale Verzehrsstudie II. Max Rubner-Institut; Bundesforschungsinstitut für Ernährung und Lebensmittel. http://www.was-esse-ich.de/

4.11 Fischartbestimmung in als Seezunge bezeichneten Fischportionen aus der Gastronomie

Dirk Holthuis, CVUA-RRW

4.11.1 Ausgangssituation

Seezunge (*Solea solea*) gilt als teurer und hochwertiger Speisefisch. In den vergangenen Jahren wurde bei Fischart-Überprüfungen festgestellt, dass bei einem hohen Prozentsatz der unverpackt angebotenen Seezungen-Teilstücke nicht die bezeichnete, sondern eine andere Plattfischart verwendet worden war. Nur bei Vorhandensein des intakten Tieres ist optisch eine Tierartkontrolle in gewissen Grenzen möglich.

4.11.2 Ziel

Im Rahmen dieses Programms sollte die Fischart von als Seezunge bezeichneten Fischportionen aus der Gastronomie überprüft werden.

4.11.3 Ergebnisse

An diesem Programm beteiligten sich 10 Bundesländer mit insgesamt 210 Proben.

Bei 68 dieser Proben (32,4 %) wurde die angegebene Fischart Seezunge (*Solea solea*) nicht nachgewiesen (Tab. 4.11.1).

Von den 210 Proben waren 54 Proben ganze Fische. In 7 Fällen (13,0 %) wurde nicht die deklarierte Fischart nachgewiesen. Bei den untersuchten Proben handelte es sich zum Teil um gehäutete Fische, was eine optische Tierartenbestimmung erschwerte. Selbst bei intakten Fischen ist eine visuelle Speziesbestimmung wegen großer Ähnlichkeiten, z. B. zwischen *Solea solea* und *Solea senegalensis,* nicht immer zweifelsfrei möglich. Bei den 38 Filet-Proben wurde in 18 Fällen (47,4 %) eine von der Seezunge abweichende Fischart nachgewiesen. Die restlichen 118 Proben wurden unter der Kategorie „küchenmäßig vorbereitete Seezunge, auch Stücke" erfasst. Bei 43 Proben (36,4 %) wurde die falsche Fisch-

Tab. 4.11.1 Anzahl untersuchter Proben und Ergebnis der Fischartbestimmung in als Seezunge bezeichneten Fischportionen aus der Gastronomie

Matrix	Anzahl untersuchter Proben	Deklarierte Fischart nachgewiesen	Deklarierte Fischart nicht nachgewiesen
Seezunge	54	47	7
Seezungenstücke	118	75	43
Seezungenfilet	38	20	18
Gesamt	**210**	**142**	**68**

art angegeben. Hier, wie auch bei den Filets, ist eine optische Tierartenbestimmung kaum möglich, weshalb zur sicheren Überprüfung der Deklaration vorzugsweise molekularbiologische Methoden zum Einsatz kommen müssen, um eine sichere Aussage treffen zu können.

4.11.4 Schlussfolgerungen

Die Ergebnisse dieses Programms zeigen, dass das hier behandelte Thema im Rahmen der amtlichen Kontrolle verstärkt berücksichtigt werden sollte. Ein Aufgreifen dieses Themas in einem späteren, ggf. angepassten Programm sollte in Erwägung gezogen werden.

Untersuchung von Lebensmitteln auf Mikroorganismen

5.1 Mikrobieller Status von Keimlingen

Dr. Petra Luber, BVL

5.1.1 Ausgangssituation

In etwas abgewandelter Form wurde diese Problematik im Rahmen des BÜp 2007 (Untersuchung von Salaten, Keimlingen und Sprossen auf pathogene Bakterien) behandelt (BVL 2008). Damals zeigten insbesondere die verpackten Keimlinge und Sprossen Verunreinigungen mit Listerien und Salmonellen. Deshalb sollten jetzt in einem weiteren Programm die beiden am häufigsten im Einzelhandel erhältlichen Keimlinge (Sojakeimlinge und Mungobohnenkeimlinge) hinsichtlich ihres mikrobiellen Status geprüft werden.

5.1.2 Ziel

Ziel des Programms war es, im Einzelhandel angebotene, verpackte Keimlinge und Sprossen sensorisch und mikrobiologisch zu untersuchen. Die Entnahme der Proben sollte in den Sommermonaten stattfinden, um den Einfluss von höheren Umgebungstemperaturen auf die mikrobiologische Qualität von verpackten Keimlingen zu erfassen.

5.1.3 Ergebnisse

An diesem Programm beteiligten sich 11 Bundesländer mit insgesamt 154 Proben.

Die geringe Probenzahl lässt sich durch den mit dem Verzehr von Sprossen assoziierten EHEC O104:H4 Krankheitsausbruch in Deutschland im Mai/Juni 2011

Tab. 5.1.1 Mikrobiologische Richt- und Warnwerte der DGHM zur Beurteilung des Status von rohen Keimlingen und Sprossen zur Abgabe an den Verbraucher

	Richtwert (KbE/g)	Warnwert (KbE/g)
Escherichia coli	1×10^2	1×10^3
Präsumptive *Bacillus cereus*	1×10^2	1×10^3
Koagulase positive Staphylokokken	1×10^2	1×10^3
VTEC/STEC	–	nicht nachweisbar in 25 g
Salmonella spp.	–	nicht nachweisbar in 25 g
Listeria monocytogenes[a]	–	1×10^2

[a] Für den Nachweis und die Bewertung von *L. monocytogenes* sind die Vorgaben der Verordnung (EG) Nr. 2073/2005 über mikrobiologische Kriterien für Lebensmittel zu beachten.

Tab. 5.1.2 Gesamtzahl untersuchter Proben und Ergebnisse der sensorischen Untersuchung nach Matrix

Matrix	Gesamtzahl untersuchter Proben	Sensorische Untersuchung	
		Anzahl untersuchter Proben	Anzahl sensorisch auffälliger Proben
Sojakeimlinge	40	37	0
Mungobohnenkeimling	66	60	2
weitere Keimlinge	48	37	3
Gesamt	**154**	**134**	**5**

(Die Task Force EHEC 2011) erklären. Als Folge des Krankheitsausbruchs gingen das Angebot und die Nachfrage für frische Keimlinge und Sprossen in Deutschland

Berichte zur Lebensmittelsicherheit 2011, DOI 10.1007/978-3-0348-0575-9_5,
© Bundesamt für Verbraucherschutz und Lebensmittelsicherheit (BVL) 2013

Tab. 5.1.3 Anzahl der Proben und mikrobiologischer Status von im Einzelhandel angebotenen, verpackten Keimlingen (quantitative Angaben in KbE/g, n = Anzahl untersuchter Proben, n. n. = nicht nachgewiesen)

Matrix	Koloniezahl bei 30 °C (n = 153)		Listeria monocytogenes (n = 141)			Escherichia coli (n = 154)			Präsumptive Bacillus cereus (n = 152)			Hefen (n = 152)			Schimmelpilze (n = 153)			
	$\leq 5 \times 10^7$	$> 5 \times 10^7$	n. n.	$10 - 10^2$	$> 10^2$	n. n.	$10^2 - 10^3$	$> 10^3$	n. n.	$10^2 - 10^3$	$> 10^3$	n. n.	$\leq 10^5$	$> 10^5$	n. n.	$\leq 10^3$	$10^3 - 10^4$	$> 10^4$
Sojakeimlinge	10	30	40	0	0	29	8	3	31	8	1	6	21	13	21	9	5	5
Mungobohnen-keimlinge	31	34	52	6	0	57	7	2	58	6	0	14	25	27	49	8	4	5
weitere Keimlinge	23	25	43	0	0	44	3	1	38	4	6	32	10	4	38	3	2	4
Gesamt	**64**	**89**	**135**	**6**	**0**	**130**	**18**	**6**	**127**	**18**	**7**	**52**	**56**	**44**	**108**	**20**	**11**	**14**

Matrix	Koagulase positive Staphylokokken (n = 153)	Salmonella spp. (n = 152)		VTEC/STEC (n = 149)	
	n. n.	n. n.	Positiv in 25 g	n. n.	Positiv in 25 g
Sojakeimlinge	40	40	0	40	0
Mungobohnenkeimlinge	65	64	1	63	0
weitere Keimlinge	48	47	0	46	0
Gesamt	**153**	**151**	**1**	**149**	**0**

stark zurück. Im für dieses Programm geplanten Probe-nahmezeitraum von Juni bis September 2011 waren im deutschen Einzelhandel nur sehr wenige Mungo- oder Sojabohnensprossen im Angebot. Teilweise wurden deshalb auch andere Arten von Sprossen und Keimlin-gen, beispielsweise von Linsen, Rettich, Kresse oder Sonnenblumen, in die Untersuchung einbezogen.

Von den insgesamt 134 sensorisch untersuchten Sprossen und Keimlingen waren 5 (3,7 %) auffällig (Tab. 5.1.2). Die 2 sensorisch auffälligen Proben von Mungobohnensprossen waren abweichend in Geruch, Aussehen und Geschmack. Die 3 sensorisch auffälligen Proben von weiteren Sprossen hatten einen abweichen-den Geruch.

Wie Tabelle 5.1.3 zeigt, wurden in keiner der unter-suchten Sprossen- und Keimlingproben Koagulase posi-tive Staphylokokken oder verotoxinbildende *Escherichia (E.) coli* (VTEC/STEC) gefunden. In einer Probe von Mungobohnensprossen wurde *Salmonella* Newport nachgewiesen. Diese Mungobohnensprossen wurden in den Niederlanden produziert und waren mit einem Krankheitsausbruch in Deutschland und den Niederlan-den assoziiert (Robert Koch Institut 2012). In 6 Proben von Mungobohnensprossen wurden geringe Mengen von *Listeria monocytogenes* gefunden, die jedoch alle unterhalb des in der Verordnung (EG) Nr. 2073/2005 festgelegten mikrobiologischen Lebensmittelsicher-heitskriteriums von 100 KbE/g lagen.

Die in Tabelle 5.1.1 dargestellten Richt- und Warn-werte der deutschen Gesellschaft für Hygiene und Mik-robiologie (DGHM) zur Beurteilung des Status von rohen Keimlingen und Sprossen zur Abgabe an den Verbrau-cher für präsumptive *Bacillus (B.) cereus* wurden in 25 von 151 untersuchten Proben überschritten. Hierbei zeigten insgesamt 18 Proben einen Gehalt von präsump-tiven *B. cereus* oberhalb des Richtwertes der DGHM. In insgesamt 7 Proben (4,6 %) wurde ein Gehalt oberhalb des Warnwertes der DGHM festgestellt. Der höchste Gehalt von *B. cereus* wurde mit 2×10^5 KbE/g in einer Probe „weitere Keimlinge" nachgewiesen. Der Gehalt von *E. coli* lag bei 6 der untersuchten Sprossen- und Keimlingproben oberhalb des Warnwertes der DGHM für Sprossen und Keimlinge; 18 Proben wiesen Gehalte oberhalb des DGHM-Richtwertes auf.

Die aerobe mesophile Gesamtkeimzahl und die Ge-halte an Hefen und Schimmelpilzen ermöglichen eine allgemeine Aussage hinsichtlich der mikrobiologischen Qualität von Sprossen und Keimlingen. Für Keimlinge und Sprossen hat die DGHM jedoch keine Richt- und Warnwerte für die Gesamtkeimzahl oder für Hefen und Schimmelpilze definiert.

5.1.4 Schlussfolgerungen

Obwohl die Ergebnisse dieses Programms darauf schlie-ßen lassen, dass eine stichprobenartige Kontrolle von

Sprossen und Keimlingen im Rahmen der Routineüberwachung ausreichend wäre, wird dennoch in Anbetracht des Krankheitsausbruchs durch EHEC O104:H4 in Deutschland im Jahr 2011 empfohlen, Sprossen und Keimlinge verstärkt im Rahmen der amtlichen Kontrolle zu berücksichtigen.

5.1.5 Literatur

Die Task Force EHEC (2011): Ergebnisbericht der Task Force EHEC zur Aufklärung des EHEC O104:H4 Krankheitsausbruchs in Deutschland. J. Verbrauch. Lebensm. 6, S. 483 – 495

Robert Koch Institut (2012): Zwei bundesweite Ausbrüche durch Salmonella Newport seit Oktober 2011. Epidemiologisches Bulletin Nr. 5 vom 6. Februar 2012

BVL (2008): Berichte zur Lebensmittelsicherheit 2007 – Bundesweiter Überwachungsplan, Pathogene Bakterien in Salaten, Keimlingen und Sprossen, S. 49 – 50

5.2 Mikrobieller Status von Rindertatar für den Rohverzehr

Dr. Petra Luber, BVL

5.2.1 Ausgangssituation

Tatar oder Schabefleisch ist hochwertiges rohes Rinderhackfleisch, welches in Deutschland im Einzelhandel weit verbreitet vertrieben und von vielen Verbrauchern roh verzehrt wird. Über den mikrobiologischen Status dieses empfindlichen Produktes liegen für Deutschland bisher nur vereinzelt Erkenntnisse vor. Aus Frankreich und den Niederlanden wurde über Krankheitsausbrüche mit Salmonellen und verotoxinbildenden *Escherichia (E.) coli* durch roh verzehrtes Tatar vom Rind berichtet.

5.2.2 Ziel

Ziel des Programms war es, den mikrobiologischen Status von Schabefleisch zu überprüfen. Neben Hygieneparametern sollte die Untersuchung auch die für das roh verzehrte Lebensmittel bedeutsamen pathogenen Erreger VTEC/STEC (toxinbildende *Escherichia (E.) coli*), Salmonellen und Listerien umfassen.

5.2.3 Ergebnisse

An diesem Programm beteiligten sich 12 Bundesländer mit insgesamt 364 Proben.

Zur Beurteilung des mikrobiologischen Status von rohem Rindertatar wurden die in Tabelle 5.2.1 dargestellten mikrobiologischen Richt- und Warnwerte der deutschen Gesellschaft für Hygiene und Mikrobiologie (DGHM) für rohes Rindfleisch bzw. für ungewürztes Hackfleisch herangezogen. Diese Werte sind zwar nicht rechtlich bindend, sie geben aber Anhaltspunkte für die Beurteilung, ob die gute Herstellungspraxis und Hygiene bei der Herstellung und Lagerung des Rindertatars eingehalten wurden. Krankheitserreger wie VTEC/STEC und Salmonellen dürfen in Rindertatar für den Rohverzehr nicht vorkommen. Für das Vorkommen von *Listeria monocytogenes* gilt der in der Verordnung (EG) Nr. 2073/2005 für mikrobiologische Kriterien festgelegte Grenzwert von 100 KbE/g auf der Stufe des Einzelhandels.

Die Ergebnisse der mikrobiologischen Untersuchungen sind in Tabelle 5.2.2 dargestellt.

In mehreren Rindertatar-Proben wurden eine erhöhte Gesamtkeimzahl sowie erhöhte Gehalte für Pseudomonaden, *Enterobacteriaceae* und *E. coli* nachgewiesen, was auf eine mangelhafte Hygiene bei der Herstellung bzw. Lagerung des Hackfleisches hinweist. In 15,4 % der Proben wurde eine Gesamtkeimzahl oberhalb des Richtwertes von 5×10^6 KbE/g gemessen und in 10 % der untersuchten Proben wurden Pseudomonaden

Tab. 5.2.1 Mikrobiologische Richt- und Warnwerte der DGHM zur Beurteilung des Status von rohem Rindertatar (Richt- und Warnwerte zur Beurteilung von ungewürztem Hackfleisch, Richt- und Warnwerte für rohes Rindfleisch)

	Richtwert (KbE/g)	Warnwert (KbE/g)
Aerobe mesophile Gesamtkeimzahl	5×10^6	–
Enterobacteriaceae	1×10^4	1×10^5
Escherichia coli	1×10^2	1×10^3
Pseudomonaden	1×10^6	–
Koagulase positive Staphylokokken	5×10^2	5×10^3
Salmonella	–	nicht nachweisbar in 25 g
Listeria monocytogenes[a]	–	1×10^2

[a] Für den Nachweis und die Bewertung von *L. monocytogenes* sind die Vorgaben der Verordnung (EG) Nr. 2073/2005 über mikrobiologische Kriterien für Lebensmittel zu beachten.

Tab. 5.2.2 Mikrobiologischer Status von Rindertatar (synonym: Schabefleisch) aus dem Einzelhandel (Angaben in KbE/g, n. n. = nicht nachgewiesen, n = Anzahl untersuchter Proben)

Matrix	Gesamt-probenzahl	Koloniezahl bei 30 °C (n = 363)		*Listeria monocytogenes* (n = 358)				Pseudomonaden (n = 361)			Verotoxinbildende *Escherichia coli* (VTEC) (n = 280)
		$\leq 5 \times 10^6$	$> 5 \times 10^6$	n. n.	< 10	$10 - 10^2$	$> 10^2$	n. n.	$< 10^6$	$\geq 10^6$	Anzahl positiver Proben
Rindertatar (Schabefleisch)	364	307	56	344	4	7	3	94	231	36	8

Matrix	Gesamt-probenzahl	Koagulase positive Staphylokokken (n = 329)				*Enterobacteriaceae* (n = 363)				*Escherichia coli* (n = 360)				Salmonellen (n = 364)
		n. n.	$< 5 \times 10^2$	$5 \times 10^2 - 5 \times 10^3$	$> 5 \times 10^3$	n. n.	$< 10^4$	$10^4 - 10^5$	$> 10^5$	n. n.	$< 10^2$	$10^2 - 10^3$	$> 10^3$	Anzahl positiver Proben
Rindertatar (Schabefleisch)	364	319	1	8	1	158	140	47	18	336	11	13	0	1

oberhalb des Richtwertes der DGHM von 10^6 KbE/g gefunden. In mehr als der Hälfte des Schabefleisches wurden Bakterien der Gattung *Enterobacteriaceae* gefunden, bei 18 Proben (5,0 %) wurde ein Gehalt oberhalb des Warnwertes der DGHM ermittelt. 6,7 % der Rindertatar-Proben enthielten geringe Mengen von *E. coli*, der Warnwert wurde jedoch in keinem Fall überschritten.

Bei den Untersuchungen auf pathogene Bakterien wurden in einer Probe (0,3 %) Salmonellen nachgewiesen. In 8 (2,9 %) von 280 untersuchten Proben von Rindertatar wurden VTEC/STEC nachgewiesen. Die Untersuchungen auf Koagulase positive Staphylokokken waren in 10 Fällen positiv (3,0 %). In einer Probe wurde ein Gehalt von Koagulase positiven Staphylokokken oberhalb des Warnwertes der DGHM gefunden. In 14 (3,9 %) von 358 untersuchten Proben von Rindertatar wurde der Krankheitserreger *Listeria monocytogenes* gefunden. Bei 3 Proben wurde das mikrobiologische Kriterium der Verordnung (EG) Nr. 2073/2005 für *Listeria monocytogenes* (100 KbE/g) überschritten. Diese 3 Proben enthielten jeweils 120 KbE, 130 KbE und 170 KbE *Listeria monocytogenes* pro g Rindertatar.

5.2.4 Schlussfolgerungen

Die Ergebnisse dieses Programms zeigen, dass das hier behandelte Thema im Rahmen der amtlichen Kontrolle verstärkt berücksichtigt werden sollte.

5.3 Mikrobieller Status und Histamingehalt des Inhalts von geöffneten Thunfischdosen aus der Gastronomie

Dr. Melanie Hassel, LUA RLP

5.3.1 Ausgangssituation

Im gastronomischen Bereich wird Thunfisch aus der Dose (eingelegt in Öl, in eigenem Saft, etc.) als Zutat für Speisen wie Pizza oder Salate verwendet. Der stückige Thunfisch wird größtenteils aus der Dose entnommen und als lose Ware für die Zubereitung in Schalen, Schüsseln etc. zwischengelagert. Durch falsche oder zu lange Lagerung können sich hier erhebliche Keimzahlen sowie Histamingehalte oberhalb der zulässigen Höchstmenge ergeben.

5.3.2 Ziel

Mit diesem Programm sollte Thunfisch aus geöffneten Dosen bzw. aus den jeweiligen Aufbewahrungsbehältnissen in der Gastronomie sensorisch und mikrobiologisch untersucht werden. Zudem sollte der Histamingehalt bestimmt werden.

Tab. 5.3.1 Anzahl untersuchter Proben und mikrobiologischer Status von Thunfisch aus geöffneten Dosen bzw. aus den jeweiligen Aufbewahrungsbehältnissen in der Gastronomie (Anzahl Proben, Angaben in KbE/g, n = Anzahl untersuchter Proben)

Sensorik	Probenzahl (Gesamt-probenzahl)	Koloniezahl bei 30 °C (n = 545)				Anaerobe mesophile Keime (n = 372)				Aerobe Milchsäurebildner (n = 504)				*Enterobacteriaceae* (n = 456)			
		$< 10^3$	$10^3 - 10^5$	$> 10^5 - 10^7$	$> 10^7$	$< 10^3$	$10^3 - 10^5$	$> 10^5 - 10^7$	$> 10^7$	$< 10^3$	$10^3 - 10^5$	$> 10^5 - 10^7$	$> 10^7$	$< 10^2$	$10^2 - 10^4$	$> 10^4 - 10^6$	$> 10^6$
sensorisch auffällige Proben	72	13	13	11	33	17	10	15	18	14	15	18	20	12	10	14	12
sensorisch unauffällige Proben	436	132	129	127	42	104	100	65	22	178	128	78	15	226	76	52	18
keine Angaben	50	18	11	7	9	7	6	3	5	19	8	10	1	27	4	3	2
Gesamt	**558**	**163**	**153**	**145**	**84**	**128**	**116**	**83**	**45**	**211**	**151**	**106**	**36**	**265**	**90**	**69**	**32**

Sensorik	Probenzahl (Gesamt-probenzahl)	Pseudomonaden (n = 539)			*Escherichia coli* (n = 545)			Hefen (n = 543)			Schimmelpilze (n = 547)		
		$< 10^4$	$10^4 - 10^6$	$> 10^6$	$< 10^1$	$10^1 - 10^2$	$> 10^2$	$< 10^2$	$10^2 - 10^4$	$> 10^4$	$< 10^2$	$10^2 - 10^3$	$> 10^3$
sensorisch auffällige Proben	72	35	10	26	68	0	3	14	20	36	63	4	3
sensorisch unauffällige Proben	436	325	79	24	422	3	5	208	138	83	417	13	3
keine Angaben	50	30	2	8	44	0	0	25	8	11	43	1	0
Gesamt	**558**	**390**	**91**	**58**	**534**	**3**	**8**	**247**	**166**	**130**	**523**	**18**	**6**

Tab. 5.3.2 Anzahl untersuchter Proben und Histamingehalt von Thunfisch aus geöffneten Dosen bzw. aus den jeweiligen Aufbewahrungsbehältnissen in der Gastronomie

Sensorik	Anzahl untersuchter Proben	Anzahl positiver Proben	Anzahl an Proben mit Gehalt*			Histamin-Gehalt [mg/kg]				
			< 100 mg/kg	100 – < 200 mg/kg	≥ 200 mg/kg	Min	Median	MW	90. Perzentil	Max
sensorisch auffällige Proben	71	16	6	1	9	2,5	365,0	1.484,3	5.895,8	6.600
sensorisch unauffällige Proben	430	72	68	0	4	1,0	3,6	83,5	69,6	3.980
keine Angaben	47	5	3	0	2	20,0	57,0	412,8		1.422
Gesamt	**548**	**93**	**77**	**1**	**15**	**1,0**	**8,0**	**342,2**	**639,4**	**6.600**

* Grenzwerte gemäß Verordnung (EG) Nr. 2073/2005: m = 100 mg/kg; M = 200 mg/kg

Tab. 5.3.3 Temperatur der Thunfischproben bei Probenahme in Relation mit den Ergebnissen der sensorischen Untersuchung und der Histamingehalte

Sensorik	Anzahl Proben, bei denen die Temperatur bei Probenahme gemessen wurde	Anzahl Proben mit einer Temperatur bei Probenahme von (davon Proben mit einem Histamingehalt > 200 mg/kg)			Höchste gemessene Temperatur
		< 7 °C	7 °C – 10 °C	> 10 °C	
sensorisch auffällige Proben	26	15 (2)	5 (1)	6 (1)	27,0
sensorisch unauffällige Proben	145	91 (1)	43 (2)	11	21,7
keine Angaben	1	1			6,0
Gesamt	**172**	**107 (3)**	**48 (3)**	**17 (1)**	**27,0**

5.3.3 Ergebnisse

An diesem Programm beteiligten sich 15 Bundesländer mit insgesamt 558 Proben.

Von diesen 558 Proben wurden 436 als sensorisch unauffällig und 72 als sensorisch auffällig gemeldet, zu 50 Proben wurden keine Angaben zum sensorischen Status übermittelt.

Die Gesamtkeimzahl/Koloniezahl bei 30 °C lag bei rund der Hälfte (47 %) der sensorisch auffälligen Proben bei $> 10^7$ KbE/g, bei den sensorisch unauffälligen Proben bei etwa 10 %. Milchsäurebildner mit Werten über 10^7 KbE/g kamen bei etwa 30 % der sensorisch auffälligen Proben vor, allerdings wiesen auch rund 20 % dieser Proben Werte für Milchsäurebildner unter 10^3 KbE/g auf. Bei den sensorisch unauffälligen Proben wurden bei ca. 4 % der Proben Werte über 10^7 KbE/g festgestellt. Enterobacteriaceae mit Keimzahlen $> 10^6$ KbE/g wurden insgesamt bei 32 (7 %) von 456 Proben gefunden. Auf die Sensorik haben diese Gehalte scheinbar wenig Einfluss, je 12 auffällige Proben hatten sowohl Werte unter 100 KbE/g als auch über 10^6 KbE/g. *Escherichia (E.) coli*-Keimgehalte über 100 KbE/g wurden in 8 (1,5 %) von 545 Proben nachgewiesen, auch Schimmelpilze in größerer Zahl (> 1.000 KbE/g) wurden nur in insgesamt 6 (1 %) von 547 Proben gefunden. Hefen kamen in etwa 51 % der sensorisch auffälligen Proben mit Werten über 10^4 KbE/g vor, bei den sensorisch unauffälligen Proben wurden Hefen in Konzentrationen über 10^4 KbE/g in 19 % der Proben nachgewiesen (Tab. 5.3.1).

Die Untersuchungen auf Histamin erfolgten bei 548 Proben; davon waren 71 sensorisch auffällig. Von diesen wurden 16 Proben positiv auf Histamin getestet, 9 davon wiesen Gehalte über 200 mg/kg auf. Der höchste gemessene Histamin-Wert betrug 6.600 mg/kg. Bei den sensorisch unauffälligen Proben wurden in den meisten Proben Histamin-Gehalte unter 100 mg/kg nachgewiesen. 4 Proben wiesen Gehalte über 200 mg/kg auf (Tab. 5.3.2).

Bei 172 Proben wurde bei Entnahme die Temperatur gemessen. Allerdings zeigte sich hier kaum eine Relation zu erhöhten Histaminwerten oder sensorischen Auffälligkeiten. Der größere Teil der sensorisch auffälligen Proben (58 %) wurde bei Temperaturen < 7 °C gelagert. Erhöhte Histamingehalte wurden in Thunfischproben aus allen Temperaturbereichen nachgewiesen (Tab. 5.3.3).

Insgesamt waren rund 13 % der untersuchten Thunfisch-Proben sensorisch auffällig. Sowohl sensorisch auffällige als auch zum Teil unauffällige Proben wiesen Keimzahlen über 10^7 KbE/g auf. In 17 % der Proben ließ sich ein erhöhter Histamingehalt feststellen, bei rund 3 % lagen die Werte über 200 mg/kg und überschritten damit den Grenzwert nach Verordnung (EG) 2073/2005 Anhang I Kapitel I (Lebensmittelsicherheitskriterien) für Fischereierzeugnisse.

5.3.4 Schlussfolgerungen

Die Ergebnisse dieses Programms zeigen, dass das hier behandelte Thema im Rahmen der amtlichen Kontrolle verstärkt berücksichtigt werden sollte.

6.1 Antimon-Freisetzung aus polyethylenterephthalat-(PET-)haltigen Textilien

Prof. Dr. Bernd Schäfer, BfR

6.1.1 Ausgangssituation

Verbraucherinnen und Verbraucher können gegenüber dem in der Natur eigentlich selten vorkommenden Halbmetall Antimon durch Übergang aus Bedarfsgegenständen exponiert werden. Hier spielen unter anderem Textilien eine Rolle, die Polyesterfasern auf Basis von Polyethylenterephthalat (PET) enthalten. Antimon wird bei der Herstellung des Fasermaterials als Katalysator zur Polymerisierung von Polyethylenterephthalat (PET) und zur Flammschutzausrüstung von Textilien eingesetzt.

Da Antimonverbindungen verschiedene gesundheitliche Beeinträchtigungen (z. B. Dermatitis, Keratitis, Konjunktivitis und Ulzeration des nasalen Septums nach Kontakt mit Rauch oder antimonhaltigen Stäuben) hervorrufen können, ist es notwendig, die tatsächliche Expositionssituation für den Verbraucher beurteilen zu können. Die öffentlich zugänglichen Daten aus Untersuchungen stammen vorwiegend aus Prüfungen von Bekleidungstextilien im Rahmen von Produktzertifizierungen der Wirtschaft (z. B. gemäß Öko-Tex-Standard 100). Eine breite Datenerhebung bei einem größeren Probenumfang ist daher dringend erforderlich, um unabhängige Daten über die Gesamtgehalte an Antimon sowie die durch Extraktion mit Schweißsimulanzien (Schweißprüflösung) mobilisierbaren Antimon-Mengen aus am Markt erhältlichen Polyester-Bekleidungstextilien zu erhalten. Diese Daten sind für eine möglichst realistische Abschätzung der gesundheitlichen Risiken für den Verbraucher notwendig.

6.1.2 Ziel

Im Rahmen dieses Programms sollte der Gesamtgehalt an Antimon sowie die durch Extraktion mit Schweißprüflösung mobilisierbaren Antimon-Mengen aus am Markt erhältlichen Polyester-Bekleidungstextilien bestimmt werden. Die Ergebnisse des Programms sollten einen Überblick über die Gesamtgehalte an Antimon in Polyesterfaser-haltigen Textilien sowie die daraus freigesetzten Antimonmengen geben.

6.1.3 Ergebnisse

An dem Programm beteiligten sich 11 Bundesländer mit insgesamt 433 Proben. Untersucht wurden Unterbekleidung, Mittelbekleidung, Oberbekleidung, Badebekleidung sowie sonstige Textilien. Die Textilproben bestanden jeweils aus Mischfasermaterialien mit unterschiedlichen PET-Faseranteilen und Textilien aus reinem PET-Fasermaterial.

Wie die Tabelle 6.1.1 zeigt, lagen die gemessenen Antimon-Gesamtgehalte bei allen Bekleidungsarten bei 87 mg/kg bis 147 mg/kg Textil. Der Maximalwert lag bei 270 mg/kg Textil (Mittelbekleidung aus 100 % PET-Material).

Eine Reihe von Untersuchungen an Polyesterfaser-Textilien zeigte, dass das Antimontrioxid bereits bei niedrigeren Temperaturen aus dem Polyesterfaser-Material in wässerige Prüflösungen übergehen kann. Im Rahmen des Faserherstellungs- und Verarbeitungsprozesses wird meist jedoch ein großer Teil des aus der Textilfaser mobilisierbaren Antimontrioxids wieder ausgewaschen (Hansen 2002). Entscheidend für die Bewertung möglicher gesundheitlicher Risiken für den Verbraucher ist daher die durch Extraktion mit Schweißprüflösung mobilisierbare Antimon-Menge aus dem im Handel erhältlichen Fertigprodukt. Die Messungen zeigen, dass

Berichte zur Lebensmittelsicherheit 2011, DOI 10.1007/978-3-0348-0575-9_6,
© Bundesamt für Verbraucherschutz und Lebensmittelsicherheit (BVL) 2013

Tab. 6.1.1 Anzahl untersuchter Proben und Gesamtgehalt an Antimon (mit Salpetersäure extrahierbare Menge) in Textilien aus/mit PET-Fasern

Matrix	Polyester-Anteil	Gesamtgehalt an Antimon*					
		Anzahl untersuchter Proben	Minimum in mg/kg	Maximum in mg/kg	Mittelwert in mg/kg	Median in mg/kg	90. Perzentil in mg/kg
Unterbekleidung	< 50 %	1	–	11	–	–	–
	50 % – < 100 %	8	16	200	126	141	–
	100 %	14	11	235	147	156	202
	k. A.**	5	75	132	110	117	–
Mittelbekleidung	< 50 %	–	–	–	–	–	–
	50 % – < 100 %	5	51	172	111	109	–
	100 %	9	59	270	132	111	–
	k. A.**	5	29	204	128	120	–
Oberbekleidung	< 50 %	1	–	23	–	–	–
	50 % – < 100 %	2	121	137	129	129	–
	100 %	14	62	200	119	110	184
	k. A.**	8	77	179	123	116	–
Badebekleidung	< 50 %	–	–	–	–	–	–
	50 % – < 100 %	–	–	–	–	–	–
	100 %	4	100	221	154	147	–
	k. A.**	–	–	–	–	–	–
sonstige Textilien	< 50 %	4	49	147	90	81	–
	50 % – < 100 %	1	–	155	–	–	–
	100 %	2	60	113	87	87	–
	k. A.**	6	32	178	109	107	–
sonstige Bedarfsgegenstände	< 50 %	–	–	–	–	–	–
	50 % – < 100 %	1	–	104	–	–	–
	100 %	–	–	–	–	–	–
	k. A.**	–	–	–	–	–	–
Gesamt	**< 50 %**	**6**	**11**	**147**	**65**	**61**	**–**
	50 % – < 100 %	**17**	**16**	**200**	**122**	**121**	**173**
	100 %	**43**	**11**	**270**	**132**	**123**	**200**
	k. A.	**24**	**29**	**204**	**122**	**118**	**175**

* Die statistischen Kennwerte beziehen sich auf die quantifizierten Gehalte.
** k. A.: keine Angabe

aus diesen Textilien unter Berücksichtigung aller Bekleidungsarten im Mittel 0,33 mg/kg bis 4,57 mg/kg aus PET-Fasermaterialien in Schweißsimulanz freigesetzt wurden (Tab. 6.1.2). Der Maximalwert der Antimon-Freisetzung lag bei 22,9 mg/kg Textil (Badebekleidung aus 100 % PET-Material). Damit wird der festgelegte Grenzwert für extrahierbares Antimon (unter Verwendung von künstlicher saurer Schweißlösung gemäß ISO 105-E04, Prüflösung II) von 30 mg/kg für Bekleidungstextilien, die nach Öko-Tex-Standard 100 zertifiziert sind, unterschritten. Nach dem derzeitigen Stand der wissenschaftlichen Erkenntnis bestehen bei bestimmungsgemäßem Gebrauch daher keine gesundheitlichen Risiken.

Tab. 6.1.2 Anzahl untersuchter Proben und Bestimmung der Antimonfreisetzung in Schweißsimulanz in Textilien aus/mit PET-Fasern

Matrix	Polyester-Anteil	Antimonlässigkeit*						
		Anzahl untersuchter Proben	Anzahl Proben mit quantifizierten Gehalten	Minimum in mg/kg	Maximum in mg/kg	Mittelwert in mg/kg	Median in mg/kg	90. Perzentil in mg/kg
Unterbekleidung	< 50 %	6	2	0,3	0,36	0,33	0,33	–
	50 % – < 100 %	25	8	0,1	28,0	3,85	0,37	–
	100 %	30	16	0,09	3,5	0,74	0,19	2,99
	k. A.**	23	11	0,05	0,73	0,37	0,27	0,73
Mittelbekleidung	< 50 %	–	–	–	–	–	–	–
	50 % – < 100 %	15	9	0,05	7,8	1,04	0,2	–
	100 %	32	22	0,1	4,15	0,74	0,51	1,38
	k. A.**	14	11	0,09	4,65	1,17	0,68	3,64
Oberbekleidung	< 50 %	3	–	–	–	–	–	–
	50 % – < 100 %	9	5	0,12	1,3	0,47	0,22	–
	100 %	95	55	0,07	46,0	2,41	0,6	2,71
	k. A.**	28	22	0,05	3,42	0,73	0,28	2,76
Badebekleidung	< 50 %	–	–	–	–	–	–	–
	50 % – < 100 %	10	2	1,0	1,7	1,35	1,35	–
	100 %	37	10	0,05	22,9	4,57	0,79	15,1
	k. A.**	28	22	0,04	3,57	0,81	0,33	2,46
sonstige Textilien	< 50 %	7	2	0,28	0,6	0,44	0,44	–
	50 % – < 100 %	12	8	0,27	0,8	0,51	0,5	–
	100 %	45	33	0,1	5,99	0,99	0,51	2,2
	k. A.	12	12	0,1	2,2	0,51	0,34	1,19
sonstige Bedarfsgegenstände	< 50 %	–	–	–	–	–	–	–
	50 % – < 100 %	2	2	0,1	1,0	0,55	0,55	–
	100 %	1	–	–	–	–	–	–
	k. A.**	–	–	–	–	–	–	–
Gesamt	< 50 %	16	4	0,28	0,6	0,39	0,33	–
	50 % – < 100 %	73	34	0,05	28,0	1,48	0,31	1,21
	100 %	240	136	0,05	46,0	1,76	0,5	2,91
	k. A.**	105	78	0,04	4,65	0,73	0,29	2,31

* Die statistischen Kennwerte beziehen sich auf die quantifizierten Gehalte.
** k. A.: keine Angabe

6.1.4 Schlussfolgerungen

Die Ergebnisse dieses Programms zeigen, dass eine stichprobenartige Kontrolle im Rahmen der Routineüberwachung ausreichend ist.

6.1.5 Literatur

Hansen, J. K. (2002): Textiles background report. Background report included in the revision of EU ecolabelling criteria for textiles.
Öko-Tex-Standard 100: http://www.oeko-tex.com/oekotex100_PUBLIC/content5.asp?area=hauptmenue&site=oekotexstandard100&cls=01

6.2   N-Nitrosodiethanolamin (NDELA) und Bronopol in Fingermalfarben

Dr. Bärbel Vieth, BfR

6.2.1   Ausgangssituation

In Schweizer Studien (Hauri 2008, Hauri 2011) wurde in einigen Fingermalfarben das genotoxische Kanzerogen N-Nitrosodiethanolamin (NDELA) in Gehalten bis zu 2 mg/kg nachgewiesen. Solch hohe Gehalte stellen ein nicht akzeptables ernstes gesundheitliches Risiko (erhöhtes Krebsrisiko) für das Kind dar. In kosmetischen Mitteln darf NDELA nicht enthalten sein (technisch unvermeidbare Gehalte < 0,01 mg/kg). Nach der neuen Spielzeugrichtlinie 2009/48/EG gilt für N-Nitrosamine in Fingermalfarben ein Grenzwert von 0,05 mg/kg, der durch die in Bearbeitung befindliche Norm prEN 71-12 zukünftig auf 0,02 mg/kg gesenkt werden soll. NDELA wird sehr gut durch die Haut aufgenommen und kann sich unter alkalischen Bedingungen durch die Reaktion

Tab. 6.2.1   Anzahl untersuchter Proben und NDELA-Gehalte in Fingerfarben

Finger-malfarbe	Anzahl untersuchter Proben	Anzahl positiver Proben	Anzahl Proben mit quantifizierten Gehalten	Anzahl der Proben mit NDELA-Gehalt					
				n. n.*	> n. n. – 0,02 mg/kg	> 0,02 – 0,05 mg/kg	> 0,05 – 0,1 mg/kg	> 0,1 – 0,5 mg/kg	> 0,5 – 1 mg/kg
rot	36	8	4	28	6	–	–	1	1
gelb	24	2	1	22	1	–	1	–	–
grün	20	4	2	16	2	–	–	2	–
blau	23	3	2	20	1	–	–	2	–
schwarz	2	–	–	2	–	–	–	–	–
orange	4	1	–	3	1	–	–	–	–
braun	2	1	–	1	1	–	–	–	–
weiß	4	–	–	4	–	–	–	–	–
lila	1	–	–	1	–	–	–	–	–
Gesamt	**116**	**19**	**9**	**97**	**12**	–	**1**	**5**	**1**

* n. n. = nicht nachgewiesen

Tab. 6.2.2   Anzahl untersuchter Proben und Bronopol-Gehalte in Fingerfarben

Finger-malfarbe	Anzahl unter-suchter Proben	Anzahl positiver Proben	Anzahl Proben mit quantifizierten Gehalten	Anzahl der Proben mit Bronopol-Gehalt		
				n. n.*	> n. n. – 100 mg/kg	> 100 – 500 mg/kg
rot	37	17	7	20	13	4
gelb	24	15	7	9	11	4
grün	20	14	8	6	10	4
blau	23	12	6	11	8	4
schwarz	2	1	–	1	1	–
orange	4	2	2	2	2	–
braun	2	–	–	2	–	–
weiß	4	1	–	3	1	–
lila	1	1	1	–	1	–
Gesamt	**117**	**63**	**31**	**54**	**47**	**16**

* n. n. = nicht nachgewiesen

Tab. 6.2.3 Anzahl untersuchter Proben und statistische Kennzahlen für die Gehalte von NDELA und Bronopol in Fingerfarben

Parameter	Matrix	Anzahl untersuchter Proben	Anzahl Proben mit quantifizierbaren Gehalten	Gehalt* [mg/kg]				
				Min	Median	MW	90. Perzentil	Max
NDELA	rot	36	4	0,018	0,09	0,18	–	0,55
	gelb	24	1	–	–	–	–	0,06
	grün	20	2	0,11	0,22	0,22	–	0,34
	blau	23	2	0,16	0,16	0,16	–	0,16
	schwarz	2	–	–	–	–	–	–
	orange	4	–	–	–	–	–	–
	braun	2	–	–	–	–	–	–
	weiß	4	–	–	–	–	–	–
	lila	1	–	–	–	–	–	–
	Gesamt	**116**	**9**	**0,02**	**0,15**	**0,17**	**–**	**0,55**
Bronopol	rot	37	7	26	124	93	–	133
	gelb	24	7	19	118	100	–	222
	grün	20	8	19	97	94	–	166
	blau	23	6	25	118	115	–	216
	schwarz	2	–	–	–	–	–	–
	orange	4	2	17	24	24	–	31
	braun	2	–	–	–	–	–	–
	weiß	4	–	–	–	–	–	–
	lila	1	1	–	–	–	–	45
	Gesamt	**117**	**31**	**17**	**118**	**93**	**146**	**222**

* Die statistischen Kennwerte beziehen sich auf die quantifizierten Gehalte.

von in der Formulierung evtl. vorhandenem oder entstandenem Diethanolamin und einem nitrosierenden Agens wie z.B. Bronopol bilden (Wang et al. 2002). Bronopol wird in Fingermalfarben als Konservierungsmittel verwendet, es ist dort bis zu einer Maximalkonzentration von 0,1 % zulässig. Beim Einsatz von Bronopol sind Bedingungen zu wählen, welche die Bildung von Nitrosaminen vermeiden.

6.2.2   Ziel

Ziel des Programms war die Quantifizierung von NDELA in auf dem Markt befindlichen Fingermalfarben, um sowohl die möglichen gesundheitlichen Risiken als auch die technisch unvermeidbaren Gehalte abschätzen zu können. Zusätzlich sollte auf das Konservierungsmittel Bronopol untersucht werden, da die Verwendung von Bronopol die Nitrosierungsreaktion fördern kann.

6.2.3   Ergebnisse

An diesem Programm beteiligten sich 5 Bundesländer mit insgesamt 117 Proben.

Auf NDELA wurden 116 Proben untersucht. Es war in 19 Proben (16 %) nachweisbar und konnte in 9 Proben (8 %) quantifiziert werden (Tab. 6.2.1). Die berichteten Nachweisgrenzen lagen zwischen 0,004 mg/kg und 0,02 mg/kg. Für NDELA wurde auf der Basis einer gesundheitlichen Bewertung und der erreichten analytischen Bestimmungsgrenze im Normenentwurf prEN 71-12:2012 ein Grenzwert von 0,02 mg/kg abgeleitet. 109 Proben (95 %) erfüllten damit den Grenzwertvorschlag der Norm prEN 71-12, während die NDELA-Gehalte in 7 Proben (5 %) sowohl den Grenzwertvorschlag von 0,02 mg/kg als auch den höheren Grenzwert der Spielzeugrichtlinie 2009/48/EG von 0,05 mg/kg überschritten. Der übermittelte Maximalwert (Tab. 6.2.3) war mit 0,55 mg/kg um den Faktor 11 höher als der

Grenzwert der EU-Richtlinie. Gehalte des genotoxischen und sehr gut durch die Haut penetrierenden NDELA sollten 0,02 mg/kg in Fingermalfarben nicht überschreiten, da sie ein gesundheitliches Risiko für die Kinder darstellen. NDELA in Fingermalfarben ist technisch vermeidbar, wie die Untersuchungsergebnisse belegen.

Bronopol, ein unter alkalischen Bedingungen nitrosierend wirkendes Konservierungsmittel, wird relativ häufig in Fingermalfarben eingesetzt, es war in 54 % aller 117 Proben nachweisbar (Tab. 6.2.2). Die in 31 Proben (26 %) quantifizierten Gehalte lagen zwischen 17 mg/kg und 222 mg/kg (Tab. 6.2.3), keine Probe überschritt den Grenzwert der Norm DIN EN 71-7 von 0,1 %. Auffällig war, dass in allen Proben mit quantifizierbaren NDELA-Konzentrationen die Bronopolgehalte unterhalb der Bestimmungs- oder der Nachweisgrenze lagen, was auf die Zersetzung von Bronopol in den alkalischen Fingermalfarben und die Gegenwart von Diethanolamin in der Formulierung zurückgeführt werden kann.

6.2.4 Schlussfolgerungen

Die Ergebnisse dieses Programms zeigen, dass Untersuchungen von NDELA in Fingermalfarben im Rahmen der amtlichen Kontrolle verstärkt berücksichtigt werden sollten.

6.2.5 Literatur

Hauri, U. (2008): Fingermalfarben/Nitrosamine, http://www.kantonslabor-bs.ch/files/berichte/Fingermalfarben2008_N.pdf

Hauri, U. (2011): Fingermalfarben/Konservierungsstoffe, Bitterstoffe, Farbstoffe, Nitrosamine. http://www.kantonslabor-bs.ch/files/berichte/JB_Fingerfarben_2011_korr.pdf

Wang, H. et al. (2002): Determination of Bronopol and its degradation products by HPLC, J. Pharm. Biomed. Anal. 29, S. 387 – 392

DIN (2002): DIN EN 71-7 Sicherheit von Spielzeug – Teil 7: Fingermalfarben – Anforderungen und Prüfverfahren. Beuth, Berlin

DIN (2012): DIN EN 71-12 Sicherheit von Spielzeug – Teil 12: N-Nitrosamine und N-nitrosierbare Stoffe; Deutsche Fassung prEN 71-12:2012. Beuth, Berlin

6.3 Phenol-Freisetzung aus PVC-Spielzeug und aus für Kinder bestimmten Bedarfsgegenständen mit Körper- oder Schleimhautkontakt

Dr. Bärbel Vieth, BfR

6.3.1 Ausgangssituation

Der in der DIN EN 71-9 festgelegte Freisetzungsgrenzwert für die Migration von Phenol (Monomer) aus Spielzeug von 15 mg/l Simulanzlösemittel (entspre-

Tab. 6.3.1 Anzahl untersuchter und positiver Proben bei der Untersuchung der Phenolmigration aus PVC-Spielzeug und für Kinder bestimmten Bedarfsgegenständen im Körper- oder Schleimhautkontakt (**Migration: 1 h, 20 °C**)

Matrizes	Migrationsbedingungen: Wasser, 1 h, 20 °C					
	Anzahl untersuchter Proben	Anzahl positiver Proben	Anzahl Proben > n. n. – 0,1 mg/dm²	Anzahl Proben > 0,1 – 0,5 mg/dm²	Anzahl Proben > 0,5 – 1 mg/dm²	Anzahl Proben > 1 mg/dm²
Puppe	26	1	–	1	–	–
Wasserspielzeug	27	17	11	5	1	–
sonstige Spielwaren	9	2	1	1	–	–
Spielwaren und Scherzartikel gesamt	62	20 (32 %)	12	7	1	–
Schwimmhilfe	12	6	–	2	4	–
Matratze	9	4	3	1	–	–
sonstige Bedarfsgegenstände mit Körperkontakt	2	1	–	–	–	1
andere Bedarfsgegenstände gesamt	23	11 (48 %)	3	3	4	1

Tab. 6.3.2 Anzahl untersuchter und positiver Proben bei der Untersuchung der Phenolmigration aus PVC-Spielzeug und für Kinder bestimmten Bedarfsgegenständen im Körper- oder Schleimhautkontakt (**Migration: 1 h, 40 °C**)

Matrizes	Migrationsbedingungen: Wasser, 1 h, 40 °C					
	Anzahl untersuchter Proben	Anzahl positiver Proben	Anzahl Proben > n. n. – 0,1 mg/dm²	Anzahl Proben > 0,1 – 0,5 mg/dm²	Anzahl Proben > 0,5 – 1 mg/dm²	Anzahl Proben > 1 mg/dm²
Puppe	30	1	–	1	–	–
Wasserspielzeug	29	22	7	15	–	–
sonstige Spielwaren	3	2	1	1	–	–
Spielwaren und Scherzartikel gesamt	**62**	**25 (40 %)**	**8**	**17**	**–**	**–**
Schwimmhilfe	8	2	–	2	–	–
Matratze	7	6	3	3	–	–
sonstige Bedarfsgegenstände mit Körperkontakt	3	1	–	1	–	–
andere Bedarfsgegenstände gesamt	**18**	**9 (50 %)**	**3**	**6**	**–**	**–**

Tab. 6.3.3 Anzahl untersuchter und positiver Proben bei der Untersuchung der Phenolmigration aus PVC-Spielzeug und für Kinder bestimmten Bedarfsgegenständen im Körper- oder Schleimhautkontakt (**Migration: 6 h, 40 °C**)

Matrizes	Migrationsbedingungen: Wasser, 6 h, 40 °C					
	Anzahl untersuchter Proben	Anzahl positiver Proben	Anzahl Proben > n. n. – 0,1 mg/dm²	Anzahl Proben > 0,1 – 0,5 mg/dm²	Anzahl Proben > 0,5 – 1 mg/dm²	Anzahl Proben > 1 mg/dm²
Puppe	30	3	2	1	–	–
Wasserspielzeug	29	24	5	19	–	–
sonstige Spielwaren	3	2	–	2	–	–
Spielwaren und Scherzartikel gesamt	**62**	**29 (47 %)**	**7**	**22**	**–**	**–**
Schwimmhilfe	8	4	1	3	–	–
Matratze	7	6	2	4	–	–
sonstige Bedarfsgegenstände mit Körperkontakt	3	1	–	1	–	–
andere Bedarfsgegenstände gesamt	**18**	**11 (61 %)**	**3**	**8**	**–**	**–**

chend 15 mg/dm²) wurde auf Basis der täglich duldbaren Aufnahmemenge (TDI) von 1,5 mg/kg Körpergewicht und Tag abgeleitet. Derzeit überprüft die EFSA den aus dem Jahr 1968 stammenden TDI-Wert auf der Basis neuerer wissenschaftlicher Erkenntnisse und wird voraussichtlich einen niedrigeren TDI-Wert ableiten (BfR 2009). Ggf. müsste der Freisetzungsgrenzwert der DIN EN 71-9 angepasst werden. Für eine Abschätzung der dermalen und oralen Phenol-Exposition von Kindern über Spielzeug bzw. entsprechende Bedarfsgegenstände für Kinder sollte eine geeignete Datenbasis ermittelt werden.

6.3.2   Ziel

In diesem Programm sollten die Freisetzung von Phenol aus PVC-Spielzeug und für Kinder bestimmte Bedarfsgegenständen mit Körperkontakt bzw. mit Schleim-

Tab. 6.3.4   Anzahl untersuchter Proben und Bestimmung der Phenolmigration aus PVC-Spielzeug und für Kinder bestimmten Bedarfsgegenständen im Körper- oder Schleimhautkontakt bei einer **Migration mit Wasser, 1 h, 20 °C**

Matrizes	Anzahl untersuchter Proben	Anzahl Proben mit quantifizierten Werten	Phenolmigration* [mg/dm²] (1 h, 20 °C)				
			Min	Median	MW	90. Perzentil	Max
Puppe	26	1	–	–		–	0,16
Wasserspielzeug	27	10	0,09	0,13	0,19	0,33	
sonstige Spielwaren	9	1	–	–		–	0,25
Spielwaren und Scherzartikel gesamt	**62**	**12**	**0,09**	**0,15**	**0,19**	**0,30**	**0,25**
Schwimmhilfe	12	6	0,14	0,68	0,57	–	0,96
Matratze	9	1	–	–	–	–	0,23
sonstige Bedarfsgegenstände mit Körperkontakt	2	1	–	–	–	–	1,4
andere Bedarfsgegenstände gesamt	**23**	**8**	**0,14**	**0,68**	**0,63**	**–**	**1,4**

* Die statistischen Kennwerte beziehen sich auf die quantifizierten Gehalte.

Tab. 6.3.5   Anzahl untersuchter Proben und Phenolmigration aus PVC-Spielzeug und für Kinder bestimmten Bedarfsgegenständen im Körper- oder Schleimhautkontakt bei einer **Migration mit Wasser, 1 h, 40 °C**

Matrizes	Anzahl untersuchter Proben	Anzahl Proben mit quantifizierten Werten	Phenolmigration* [mg/dm²] (1 h, 40 °C)				
			Min	Median	MW	90. Perzentil	Max
Puppe	30	1	–	–	–	–	0,17
Wasserspielzeug	29	17	0,08	0,15	0,17	0,25	0,35
sonstige Spielwaren	3	1	–	–	–	–	0,28
Spielwaren und Scherzartikel gesamt	**62**	**19**	**0,08**	**0,15**	**0,17**	**0,26**	**0,35**
Schwimmhilfe	8	2	0,2	0,22	0,22	–	0,24
Matratze	7	3	0,11	0,15	0,15	–	0,19
sonstige Bedarfsgegenstände mit Körperkontakt	3	1	–	–	–	–	0,31
andere Bedarfsgegenstände gesamt	**18**	**6**	**0,11**	**0,20**	**0,20**	**–**	**0,31**

* Die statistischen Kennwerte beziehen sich auf die quantifizierten Gehalte.

hautkontakt sowie der Einfluss von 3 verschiedenen Migrationsbedingungen untersucht werden.

6.3.3   Ergebnisse

An diesem Programm beteiligten sich 3 Bundesländer mit insgesamt 91 Proben, davon 65 Spielzeuge und 26 Bedarfsgegenstände mit Hautkontakt.

Die Migrationsraten wurden unter 3 verschiedenen Bedingungen ermittelt. Testbedingung 1: 1 h bei 20 °C (DIN EN 71-10 (DIN 2006); 85 Ergebnisse), Testbedingung 2: 1 h bei 40 °C (BfR-Empfehlung 47 (BfR 2003); 80 Ergebnisse) und Testbedingung 3: 6 h bei 40 °C (worst case; 80 Ergebnisse). In 58 Proben war bei keiner der angewandten Migrationsbedingungen eine Phenolmigration quantifizierbar. Für 75 Proben lagen Ergebnisse für alle 3 Testbedingungen vor, davon war die Migration in 31 Proben unter mindestens einer der drei Testbe-

Tab. 6.3.6 Anzahl untersuchter Proben und Phenolmigration aus PVC-Spielzeug und für Kinder bestimmten Bedarfsgegenständen im Körper- oder Schleimhautkontakt bei einer **Migration mit Wasser, 6 h, 40 °C**

Matrizes	Anzahl untersuchter Proben	Anzahl Proben mit quantifizierten Werten	Phenolmigration* [mg/dm²] (6 h, 40 °C)				
			Min	Median	MW	90. Perzentil	Max
Puppe	30	1	–	–	–	–	0,37
Wasserspielzeug	29	20	0,09	0,20	0,22	0,29	0,41
sonstige Spielwaren	3	2	0,15	0,21	0,21	–	0,27
Spielwaren und Scherzartikel gesamt	**62**	**23**	**0,09**	**0,21**	**0,22**	**0,31**	**0,41**
Schwimmhilfe	8	3	0,15	0,26	0,24	–	0,30
Matratze	7	4	0,11	0,15	0,16	–	0,24
sonstige Bedarfsgegenstände mit Körperkontakt	3	1	–	–	–	–	0,32
andere Bedarfsgegenstände gesamt	**18**	**8**	**0,11**	**0,21**	**0,21**	–	**0,32**

* Die statistischen Kennwerte beziehen sich auf die quantifizierten Gehalte.

Tab. 6.3.7 Phenolmigration aus PVC-Spielzeug und für Kinder bestimmten Bedarfsgegenständen im Körper- oder Schleimhautkontakt: Vergleich der statistischen Kennwerte für die Proben mit Ergebnissen zu allen 3 Migrationsbedingungen (n = 31). Bei Proben mit nicht quantifizierbaren Werten wurden für die statistischen Kennwerte die halbe Nachweis- bzw. Bestimmungsgrenze einbezogen

Migrationsbedingungen	Anzahl Proben n. n.	Anzahl Proben n.b.	Anzahl Proben mit quantifizierten Werten	Phenolmigration* [mg/dm²]			
				Min	Median	MW	Max
1 h/20 °C	6	10	15	0,01	0,05	0,018	0,58
1 h/40 °C	2	5	24	0,01	0,15	0,15	0,35
6 h/40 °C		1	30	0,05	0,20	0,21	0,41

* Die statistischen Kennwerte beziehen sich auf die quantifizierten Gehalte.

dingungen, in 15 Proben bei allen 3 Testbedingungen quantifizierbar (Ergebnisse in den Tabellen nicht dargestellt).

Die höchste Phenol-Migration mit 1,4 mg/dm² wurde bei Oberbekleidung aus Kunststoff unter den Bedingungen der DIN EN 71-10 ermittelt. Für Spielzeug lag die unter diesen Prüfbedingungen ermittelte maximale Phenolfreisetzung bei 0,25 mg/kg, unter worst case Bedingungen bei 0,41 mg/kg. Damit liegen alle ermittelten Werte um mindestens den Faktor 10 unterhalb des in der DIN EN 71-9 für Spielzeug festgelegten Freisetzungsgrenzwertes. Die Ergebnisse sind in den Tabellen 6.3.1 bis 6.3.6 dargestellt.

Mit strengeren Migrationsbedingungen steigen die Anzahl positiver Proben und die Migrationsraten. Ein statistischer Vergleich der 3 Migrationsbedingungen wurde mit den 31 Proben durchgeführt, die unter allen 3 Versuchsbedingungen getestet wurden und für die mindestens ein quantifizierter Wert vorlag (Tab. 6.3.7).

Ergebnisse unterhalb der Bestimmungs- bzw. der Nachweisgrenze wurden mit dem halben Wert der Bestimmungs- bzw. Nachweisgrenze einbezogen. Wie zu erwarten, führen strengere Migrationsbedingungen, wie Erhöhung der Temperatur von 20 °C auf 40 °C sowie eine längere Migrationszeit von 6 Stunden zu höheren Phenolfreisetzungen. Für den statistischen Vergleich aller 3 Migrationsbedingungen wurde zunächst der Friedman-Test für verbundene Stichproben, für den paarweisen Vergleich der Wilcoxon-Test für verbundene Stichproben angewendet (Sachs 1992). Als Ergebnis zeigten sich statistisch signifikante Unterschiede zwischen den Prüfbedingungen 1 und 2 ($p < 0{,}05$), zwischen den Prüfbedingungen 1 und 3 ($p < 0{,}01$) sowie den Bedingungen 2 und 3 ($p < 0{,}01$).

Bei einer Anpassung des Migrationsgrenzwertes für Phenol in der DIN EN 71-9 an einen zukünftigen, niedrigeren TDI-Wert sollten daher auch die Prüfbedingungen festgelegt werden.

6.3.4 Schlussfolgerungen

Die Ergebnisse dieses Programms zeigen, dass eine stichprobenartige Kontrolle im Rahmen der Routineüberwachung ausreichend ist.

6.3.5 Literatur

BfR (2009): BfR-Stellungnahme: „Grenzwerte für Phenol in Lebensmittelbedarfsgegenständen und Spielzeug sollten aktualisiert werden" Nr. 038/2009 vom 18. August 2009

DIN (2007): DIN EN 71-9 Sicherheit von Spielzeug – Teil 9: Organisch-chemische Verbindungen – Anforderungen. Beuth, Berlin

DIN (2006): DIN EN 71-10 Sicherheit von Spielzeug – Teil 10: Organisch-chemische Verbindungen – Probenvorbereitung und Extraktion; Deutsche Fassung EN 71-10:2005. Beuth, Berlin

BfR (2003): XLVII. Spielzeug aus Kunststoffen und anderen Polymeren sowie aus Papier, Karton und Pappe. http://bfr.zadi.de/kse/faces/resources/pdf/470.pdf

Sachs L (1992): Angewandte Statistik – Anwendung statistischer Methoden. 7. Auflage. Springer-Verlag Berlin Heidelberg New York

6.4 Vitamin A in kosmetischen Mitteln

Dr. Annegret Blume, Dr. Ariane Lenzner,
Dr. Bärbel Vieth und Dr. Renate Krätke, BfR

6.4.1 Ausgangssituation

Das Thema Vitamin A (Retinol und seine Ester) in kosmetischen Mitteln wurde auf mehreren Sitzungen der BfR-Kommission für Kosmetische Mittel diskutiert (BfR 2008, BfR 2009). Es stellte sich die Frage, welchen Beitrag kosmetische Mittel zur Gesamtexposition gegenüber Vitamin A zusätzlich zur Ernährung und möglichen Aufnahme durch Nahrungsergänzungsmittel leisten. Aus Untersuchungen ist bekannt, dass das Upper Limit (UL) von 10.000 IU für die tägliche Aufnahme an Vitamin A, die durch einen Verbraucher nicht überschritten werden sollte (SCF 2002), bereits beim 90. Perzentil der Männer sowie beim 95. Perzentil der Frauen über 14 Jahre in Deutschland überschritten wird (MRI 2008). Daraus wird deutlich, dass es keinen großen Spielraum mehr für zusätzliche Einträge von Retinol gibt. Der Eintrag aus kosmetischen Mitteln sollte daher 10 % des UL von 10.000 IU/Tag nicht überschreiten. Auf der 4. Sitzung der BfR-Kommission für Kosmetische Mittel (2009) wurde abgeschätzt, dass bei zweimaliger Anwendung einer Öl in Wasser-(O/W-)Emulsion mit 0,3 % Retinol auf das Gesicht sowie einer einmal täglich applizierten O/W-Bodylotion mit 0,05 % Retinol der UL bereits zu 7,5 % ausgeschöpft wird. Die Anwendung weiterer Produkte mit Retinol oder höhere Gehalte in den Emulsionen würden zu einer Überschreitung des UL führen. Zum damaligen Zeitpunkt lagen nur sehr wenige Erkenntnisse darüber vor, in welchen Produkten und in welchen Mengen Retinol und seine Ester eingesetzt werden.

6.4.2 Ziel

Im Rahmen dieses Programms sollten kosmetische Mitteln auf ihren Gehalt an Vitamin A (Retinol und seine Ester) untersucht werden.

6.4.3 Ergebnisse

An diesem Programm beteiligten sich 13 Bundesländer mit insgesamt 279 Proben.

Tab. 6.4.1 Anzahl untersuchter Proben und Retinol- und Retinolestergehalte in Körperpflegemitteln

Parameter	Anzahl untersuchter Proben	Anzahl positiver Proben	Anzahl Proben mit quantifizierten Gehalten	Gehalt* [mg/kg]					
				Min	Median	MW	90. Perzentil	95. Perzentil	Max
Retinol	24	1	1	–	–	–	–	–	190
Retinylacetat	27	4	4	630	649	770	–	–	1.369
Retinylpalmitat	40	36	36	26	588	870	1.670	2.036	2.170
Retinylpropionat	0	–	–	–	–	–	–	–	–
Retinyllinoleat	3	–	–	–	–	–	–	–	–

* Die statistischen Kennwerte beziehen sich auf die quantifizierten Gehalte.

Tab. 6.4.2 Anzahl untersuchter Proben und Retinol- und Retinolestergehalte in Gesichtspflegemitteln

Parameter	Anzahl untersuchter Proben	Anzahl positiver Proben	Anzahl Proben mit quantifizierten Gehalten	Gehalt* [mg/kg]					
				Min	Median	MW	90. Perzentil	95. Perzentil	Max
Retinol	113	20	15	6	72	262	346	–	
Retinylacetat	112	9	3	39	580	475	–	–	
Retinylpalmitat	193	171	169	10	740	880	1.880	2.360	
Retinylpropionat	5	–	–	–	–	–	–	–	–
Retinyllinoleat	36	13	13	167	310	311	365	–	

* Die statistischen Kennwerte beziehen sich auf die quantifizierten Gehalte.

Tab. 6.4.3 Anzahl untersuchter Proben und Retinol- und Retinolestergehalte in Augenpflegemitteln

Parameter	Anzahl untersuchter Proben	Anzahl positiver Proben	Anzahl Proben mit quantifizierten Gehalten	Gehalt* [mg/kg]					
				Min	Median	MW	90. Perzentil	95. Perzentil	Max
Retinol	15	1	–	–	–	–	–	–	–
Retinylacetat	15	1	1	–	–	–	–	–	930
Retinylpalmitat	18	13	13	9	750	1.168	2.960	–	3.410
Retinylpropionat	–	–	–	–	–	–	–	–	–
Retinyllinoleat	8	1	1	–	–	–	–	–	291

* Die statistischen Kennwerte beziehen sich auf die quantifizierten Gehalte.

Hierbei wurden auch 4 Proben Ampullenpräparate zur Hautpflege, 3 Proben Ampullenpräparate zur Gesichtspflege, 1 Probe Ampullenpräparate zur Augenpflege und 2 Proben Lippenpflegemittel untersucht. Die Ergebnisse zu diesen Produktkategorien sind in den Tabellen 6.4.1 bis 6.4.3 nicht dargestellt.

Ampullenpräparate wiesen die höchsten Messwerte für Vitamin A auf, werden aber nur in sehr geringen Mengen aufgetragen. In beiden untersuchten Lippenpflegemitteln konnte Vitamin A nachgewiesen werden; generell empfiehlt das BfR, kein Vitamin A in Lippenpflegemitteln einzusetzen, da aufgrund des Abschluckens von einer 100 %igen Aufnahme in den Körper ausgegangen wird (SCCS 2011).

Abschätzungen der dermalen Aufnahme auf Basis der Ergebnisse des Programms zeigen, dass sich der Eintrag von Vitamin A aus anderen kosmetischen Mitteln zwischen 5 % und 20 % des UL bewegen kann, je nachdem, ob man die Mediane oder die Maximalwerte zur Berechnung der Exposition heranzieht, und unter der Annahme, dass ein Verbraucher täglich je eine Gesichts-, Augen- und Körperpflege benutzt. Bereits in der 5. Sitzung der BfR-Kommission für Kosmetische Mittel wurde vorgeschlagen, Gehalte von Vitamin A in kosmetischen Mitteln zu beschränken (BfR 2010). Die damals

zugrunde gelegten Expositionsabschätzungen werden durch die Ergebnisse dieses Programms bestätigt. Das BfR hat die hier vorgestellten Daten für eine neue Expositionsabschätzung nach den Leitlinien des SCCS (2011) verwendet und sich der Empfehlung der Kommission für Kosmetische Mittel zur Beschränkung von Vitamin A angeschlossen.

6.4.4   Schlussfolgerungen

Die Ergebnisse dieses Programms zeigen, dass das hier behandelte Thema mit geeigneten Maßnahmen (Beschränkung des Vitamin A-Zusatzes in kosmetischen Mitteln) kurzfristig verfolgt werden muss.

6.4.5   Literatur

BfR (2008): Protokoll der vorläufigen BfR-Kommission für kosmetische Mittel vom 11. Mai 2006: http://www.bfr.bund.de/cm/343/71_und_72_sitzung_der_vorlaeufigen_kommission_fuer_kosmetische_mittel.pdf

BfR (2009): 4. Sitzung der BfR-Kommission für Kosmetische Mittel 26.11.2009   http://www.bfr.bund.de/cm/343/4_sitzung_der_bfr_ kommission_fuer_kosmetische_mittel.pdf

BfR (2010): 5. Sitzung der BfR-Kommission für Kosmetische Mittel 06.05.2010   http://www.bfr.bund.de/cm/343/5_sitzung_der_bfr_ kommission_fuer_kosmetische_mittel.pdf

SCF (2002): Opinion of the Scientific Committee on Food (SCF) on the Tolerable Upper Intake Level of Preformed Vitamin A (retinol and retinyl esters), expressed on 26 Sept. 2002, SCF/CS/NUT/UPPLEV/24-Final, 7 Oct. 2002.

MRI (2008): Nationale Verzehrsstudie II (NVS II). Max Rubner Institut; Bundesforschungsinstitut für Ernährung und Lebensmittel. http://www.was-esse-ich.de/uploads/media/NVSII_ Abschlussbericht_Teil_2.pdf

SCCS (2011): The SCCS'S Notes of Guidance for the Testing of Cosmetic Ingredients and their Safety Evaluation, 7th Revision, SCCS/1416/11.

6.5   p-Dioxan in Shampoos, Dusch- und Schaumbädern

Bettina Wessels, LAVES, IfB Lüneburg

6.5.1   Ausgangssituation

p-Dioxan entsteht als unerwünschtes Nebenprodukt im Verlauf des Herstellungsprozesses bestimmter Tenside, insbesondere der Alkylethersulfate. p-Dioxan zählt zu den nach § 1 der Kosmetikverordnung verbotenen Stoffen (Anlage 1 Nr. 343), die im kosmetischen Mittel nur in technisch unvermeidbaren Resten und gesundheitlich unbedenklichen Anteilen enthalten sein dürfen. Die Kommission für kosmetische Erzeugnisse am ehemaligen Bundesgesundheitsamt legte in ihrer 36. Sitzung einen Restgehalt von maximal 10 mg Dioxan/kg Erzeugnis als technisch nicht vermeidbar fest (Appel 1988). Untersuchungen der letzten Jahre haben gezeigt, dass der Gehalt an p-Dioxan in kosmetischen Mitteln mit Alkylethersulfaten im Allgemeinen deutlich unterhalb des von der Kommission für kosmetische Erzeugnisse festgelegten maximalen Restgehaltes liegt.

6.5.2   Ziel

Im Rahmen dieses Programms sollte der Gehalt an p-Dioxan (1,4-Diethylendioxid) in Dusch- und Schaumbädern sowie Shampoos ermittelt werden, um ggf. den Richtwert für die technische Vermeidbarkeit dem aktuellen Stand der Technik anzupassen.

6.5.3   Ergebnisse

An diesem Programm beteiligten sich 8 Bundesländer mit insgesamt 351 Proben.

Untersucht wurden 139 Shampoos sowie 212 Dusch- und Badepräparate, die gemäß der Liste der Bestandteile Alkylethersulfate als waschaktive Substanzen enthielten.

In 318 (91 %) von 351 Proben konnten Restgehalte an p-Dioxan nachgewiesen werden (Tab. 6.5.1). Bei 266 Proben (76 %) wurde ein Dioxan-Gehalt von unter 3 mg/kg bestimmt, bei 39 Proben (11 %) bewegte sich der Gehalt zwischen 3 mg/kg und 5 mg/kg, bei 7 Proben (2 %) lag der Gehalt zwischen 5 mg/kg und 7 mg/kg, bei einer Probe (0,3 %) zwischen 7 mg/kg und 10 mg/kg. Eine Überschreitung des Richtwertes von 10 mg/kg für Dioxan in kosmetischen Mitteln wurde bei 5 Proben (1,4 %) festgestellt. Der maximale Gehalt betrug dabei 17 mg/kg (Tab. 6.5.2). Der Mittelwert bei den Proben mit quantifizierten Gehalten betrug 2,4 mg/kg. Der technisch unvermeidbare Restgehalt von Dioxan in kosmetischen Mitteln liegt damit nach dem heutigen Stand der Technik deutlich unter dem von der Kosmetikkommission im Jahr 1988 festgelegten Richtwert von 10 mg/kg.

Tab. 6.5.1 Anzahl untersuchter Proben und Verteilung der p-Dioxan-Gehalte in Shampoo sowie in Dusch- und Badepräparaten mit Alkylethersulfaten

Matrizes	Anzahl untersuchter Proben	Anzahl positiver Proben	Anzahl Proben mit einem p-Dioxan Gehalt				
			< 3 mg/kg	3 – 5 mg/kg	> 5 – 7 mg/kg	> 7 – 10 mg/kg	> 10 mg/kg
Shampoo	139	136	113	20	2	0	1
Dusch- und Badepräparate	212	182	153	19	5	1	4
Gesamt	**351**	**318**	**266**	**39**	**7**	**1**	**5**

Tab. 6.5.2 Anzahl untersuchter Proben und quantitative Bestimmung von p-Dioxan in Shampoo sowie in Dusch- und Badepräparaten mit Alkylethersulfaten

Matrizes	Anzahl untersuchter Proben	Anzahl Proben mit quantifizierten Gehalten	p-Dioxan Gehalt [mg/kg]*				
			Min	Median	MW	90. Perzentil	Max
Shampoo	139	120	0,6	2,0	2,38	3,91	17,2
Dusch- und Badepräparate	212	161	0,07	1,7	2,33	3,66	16,8
Gesamt	**351**	**281**	**0,07**	**1,9**	**2,35**	**3,8**	**17,2**

* Die statistischen Kennwerte beziehen sich auf die quantifizierten Gehalte.

6.5.4 Schlussfolgerungen

Die Ergebnisse dieses Programms zeigen, dass eine stichprobenartige Kontrolle im Rahmen der Routineüberwachung ausreichend ist. Der Richtwert für die technische Vermeidbarkeit von p-Dioxan in kosmetischen Mitteln sollte an den aktuellen Stand der Technik angepasst und entsprechend gesenkt werden.

6.5.5 Literatur

Appel, K. E. (1988): Zur gesundheitlichen Bewertung von Dioxan. Bundesgesundhbl. 31, Nr. 2, S. 37 – 46

7.1 Temperaturprüfung in Kühltheken für frisches Hackfleisch im Einzelhandel

Dr. Petra Luber, BVL

7.1.1 Ausgangssituation

In den letzten Jahren ist zunehmend zu beobachten, dass frisches Hackfleisch als verpackte Ware mit einem mehrtägigen Verbrauchsdatum im Einzelhandel in Kühltheken und Kühlschränken zur Selbstbedienung angeboten wird. Das ausgelobte Haltbarkeitsdatum dieser leicht verderblichen Produkte ist nur durch eine niedrige Aufbewahrungstemperatur von 0 °C bis 2 °C zu gewährleisten. Der Überwachung der Temperatur in solchen Kühltheken im Rahmen der Eigenkontrollmaßnahmen der Einzelhandelsbetriebe ist somit eine besondere Bedeutung beizumessen.

7.1.2 Ziel

Im Rahmen dieses Programms sollten Kühltheken und Kühlschränke für frisches Hackfleisch im Einzelhandel auf die Einhaltung der vorgeschriebenen Temperatur geprüft werden. Gleichzeitig sollte eine Prüfung der Eigenkontrollmaßnahmen und HACCP-Konzepte der Einzelhandelsunternehmen hinsichtlich der Temperaturkontrolle dieser Kühltheken (einschließlich von Korrekturmaßnahmen) vorgenommen werden. Die Betriebskontrollen sollten in der warmen Jahreszeit (April bis September) durchgeführt werden.

7.1.3 Ergebnisse

An diesem Programm beteiligten sich 15 Bundesländer mit insgesamt 3.005 Betriebskontrollen.

In insgesamt 622 der überprüften Einzelhandelsbetriebe (20,7 %) wurde in Kühltheken für die Abgabe von frischem Hackfleisch eine Abweichung von der Kühltemperatur von 0 °C – 2 °C beobachtet (Tab. 7.1.1). Bei 4,9 % der Kühltheken war die Temperatur zu niedrig und lag im Gefrierbereich < 0 °C. Der Großteil der Abweichungen der gemessenen Temperaturen lag im Bereich von > 2 °C bis 5 °C (408 Kontrollen, 13,6 %). Bei einigen Kühltheken wurden jedoch auch starke Abweichungen beobachtet. In 56 Fällen (1,9 %) wurde eine Temperatur zwischen > 5 °C und 8 °C festgestellt, zehnmal (0,3 % der Kontrollen) sogar eine Temperatur von > 8 °C.

Die Überprüfung der Eigenkontrollmaßnahmen der Einzelhandelsbetriebe zeigte bei 98 Betrieben (3,6 %), dass das HACCP-Konzept hinsichtlich der Überprüfung der Temperaturen in Kühltheken (0 °C bis 2 °C) zur Abgabe von verpacktem frischem Hackfleisch im Selbstbedienungsbereich mangelhaft war. Bei einem geringen Anteil der Einzelhandelsbetriebe (1,9 %) fehlten schriftliche Aufzeichnungen zur Temperaturkontrolle. In 114 Betrieben (3,8 %) war die Frequenz der Temperaturkontrollen unzureichend. Mängel bei Korrekturmaßnahmen im Fall von abweichenden Temperaturen wurden in 10,1 % der kontrollierten Einzelhandelsbetriebe festgestellt.

Bei der Mehrzahl der Verstöße wurden mündliche Verwarnungen ausgesprochen (169), gefolgt von schriftlichen Verwarnungen (26) und schriftlichen Verfügungen (21). In 11 Fällen wurde ein Bußgeldverfahren eingeleitet.

7.1.4 Schlussfolgerungen

Die Ergebnisse dieses Programms zeigen, dass das hier behandelte Thema im Rahmen der amtlichen Kontrolle verstärkt berücksichtigt werden sollte.

Berichte zur Lebensmittelsicherheit 2011, DOI 10.1007/978-3-0348-0575-9_7,
© Bundesamt für Verbraucherschutz und Lebensmittelsicherheit (BVL) 2013

Tab. 7.1.1 Ergebnisse der Überprüfung der Temperatur in Kühltheken für frisches Hackfleisch im Einzelhandel (0 °C – 2 °C) sowie der Eigenkontrolle der Betriebe für diese Kühltheken

Betriebsart	1. Anzahl kontrollierter Betriebe	2. Anzahl der Betriebe nach 1. mit Mängeln bei Kühltemperaturen				3. Anzahl der Betriebe nach 1. mit Mängeln bei der Kontrolle der Kühltemperaturen				Getroffene Maßnahmen					
		Temperatur < 0 °C	Temperatur > 2 °C	Temperatur > 5 °C	Temperatur > 8 °C	HACCP-Konzept mangelhaft für Temperaturprüfung	keine schriftlichen Aufzeichnungen der Temperaturkontrolle	Frequenz der Temperaturprüfung unzureichend	Mängel bei Korrekturmaßnahmen	Beratung	mündliche Verwarnung	schriftliche Verwarnung	schriftliche Verfügung	Bußgeldverfahren eingeleitet	Strafverfahren eingeleitet
Einzelhandel	3.005	148	408	56	10	98	58	114	303	437	169	26	21	11	0

7.2 Überprüfung von Transportfahrzeugen für pulverförmige Lebensmittel

Brigitte Gutmacher, CVUA Sigmaringen

7.2.1 Ausgangssituation

Zur Erleichterung des Entladevorgangs von pulverförmigen Gütern (z. B. Mehl) aus Transportfahrzeugen mit Eutersilos wird über die bodenseitige Öffnung (Zitzenöffnung) durch ein textiles Mattensystem Luft eingeblasen. Da die Matten aufgrund der sehr zeitaufwendigen Prozedur erfahrungsgemäß weder bei der Trockenreinigung noch bei der Nassreinigung ausgebaut werden und infolge des Zeitdrucks bei Transportunternehmen die erforderlichen Trocknungszeiten oft nicht eingehalten werden, bilden sich daran bzw. darunter klebrige, verderbende Verklumpungen und Anhaftungen von Lebensmittelresten und Schmutz. Dadurch sind nachteilige Einflüsse auf das Ladegut (Einblasen von Verderbniskeimen und Schmutz) zu erwarten. Dies widerspricht den rechtlichen Vorgaben, dass Gegenstände mit Lebensmittel-Kontakt leicht zu reinigen sein müssen, und dass Lebensmittel keiner nachteiligen Beeinflussung unterliegen dürfen.

7.2.2 Ziel

Mit diesem Programm sollten die Reinigungsmaßnahmen, insbesondere des Mattensystems, einschließlich Dokumentation, in Transportfahrzeugen mit Eutersilos für pulverförmige Lebensmittel überprüft werden.

7.2.3 Ergebnisse

An diesem Programm beteiligten sich 8 Bundesländer mit insgesamt 142 Fahrzeugkontrollen. 103 Fahrzeuge stammten aus dem eigenen Fuhrpark der Lebensmittelunternehmen, 39 Fahrzeuge gehörten Speditionen (Tab. 7.2.1).

6 Silofahrzeuge (4 %) trugen innen Verkrustungen von Ladegut, 16 Silofahrzeuge (11 %) wiesen innen sonstige Verschmutzungen auf, die übrigen 120 Silofahrzeuge waren unauffällig. Bei den Eigenfahrzeugen betrug die Quote mangelhaft gereinigter Fahrzeuge insgesamt knapp 15 %, bei den Speditionen 18 %.

29 Fahrer (20 %) konnten keinen Reinigungsnachweis vorlegen, obwohl dieser im Rahmen einer umfassenden Eingangskontrolle beim Empfängerbetrieb zur Verfügung stehen sollte.

Aufgrund der festgestellten Mängel wurden 27 Beratungen durchgeführt. 12 mündliche Verwarnungen wurden ausgesprochen, in 5 Fällen wurde schriftlich verwarnt.

Angesichts der großen Zahl von Silofahrzeugen, die täglich im Lebensmittelverkehr unterwegs sind, kann

Tab. 7.2.1 Überprüfung von Transportfahrzeugen mit Eutersilos für pulverförmige Lebensmittel

Betriebsart	1. Anzahl kontrollierter Fahrzeuge mit Eutersilos	2. Anzahl der Fahrzeuge nach 1., in denen an den Filtermatten Mängel beim Reinigungszustand vorgefunden wurden			3. Reinigungsmaßnahmen (nach Unterlagen bzw. Angaben der Betroffenen)			4. Anzahl der Fahrzeuge nach 1., für die kein Reinigungsnachweis vorgelegt werden konnte	Getroffene Maßnahmen					
		Krusten von Ladegut	Schimmelbesatz	Sonstige Verschmutzung	Trockenreinigung	Nassreinigung	beide Reinigungsarten im Wechsel		Beratung	mündliche Verwarnung	schriftliche Verwarnung	schriftliche Verfügung	Bußgeldverfahren eingeleitet	Strafverfahren eingeleitet
Fahrzeuge aus eigenem Fuhrpark	103	6	0	9	44	11	40	22	26	7	4	0	0	0
Speditionsfahrzeuge	39	0	0	7	8	4	24	7	1	5	1	0	0	0
Gesamt	142	6	0	16	52	15	64	29	27	12	5	0	0	0

das Ergebnis dieses Programms die tatsächliche Situation nur eingeschränkt wiedergeben. Insbesondere Speditionen waren mit zu niedriger Quote berücksichtigt.

7.2.4 Schlussfolgerungen

Die Ergebnisse dieses Programms zeigen, dass das hier berücksichtigte Thema im Rahmen der Routineüberwachung verstärkt berücksichtigt werden sollte. Ein Aufgreifen dieses Themas in einem späteren, ggf. angepassten Programm, sollte in Erwägung gezogen werden.

7.3 Überwachung von Großküchen und Großkantinen mit eigener Speisenherstellung

Dr. Susanne Bugan und Dipl. Ing. Ulrich Hirse, LGL Bayern

7.3.1 Ausgangssituation

Ein Viertel der Bevölkerung isst mindestens einmal täglich außer Haus. Ein nicht unerheblicher Anteil davon besucht Betriebskantinen und ähnliche Einrichtungen. Die Speisen sollten in einer einwandfreien Umgebung mit hochwertigen Zutaten hergestellt werden. Eine Grundvoraussetzung dafür ist die Einhaltung der lebensmittelrechtlichen Bestimmungen. Neben den baulichen Gegebenheiten sind die Prozessabläufe, die Personalhygiene und das Qualitätsmanagement einschließlich HACCP-Konzept essentiell.

7.3.2 Ziel

Im Rahmen dieses Programms sollte die Einhaltung der lebensmittelrechtlichen Bestimmungen in Großküchen und Großkantinen mit eigener Speisenherstellung (über 1.000 Essen täglich) überprüft werden. Ziel dieser Betriebskontrollen war es, einen bundesweiten Überblick über den Status von Großkantinen zu erhalten. Dadurch sollten mögliche Schwachstellen erkannt und die Herstellungsprozesse im Bedarfsfall optimiert werden.

7.3.3 Ergebnisse

An diesem Programm beteiligten sich alle Bundesländer und die Bundeswehr mit insgesamt 1.003 Betriebskontrollen (Tab. 7.3.1).

Tab. 7.3.1 Ergebnisse der Überwachung von Großküchen und Großkantinen mit eigener Speisenherstellung (> 1.000 Essen täglich) (Die Bewertung der einzelnen Bereiche erfolgte nach Schulnoten (1 – 5))

Betriebsart	Anzahl kontrollierter Betriebe	Durchschnittliche Bewertung											Getroffene Maßnahmen					
		Wareneingangskontrolle	Lagerung	Vor- und Zubereitung	Verteilung	Spülbereich	Reinigung und Desinfektion	Umgang mit Abfällen und Speiseresten	Rückstellproben	Personalhygiene	Personalschulung	HACCP-Konzept	Beratung	mündliche Verwarnung	schriftliche Verwarnung	schriftliche Verfügung	Bußgeldverfahren eingeleitet	Strafverfahren eingeleitet
Betriebskantinen Ausschließlich Abgabe am Ort der Herstellung	417	1,5	1,4	1,7	1,6	1,7	1,8	1,5	1,5	1,4	1,5	2,0	178	20	10	7	1	0
Betriebskantinen Abgabe am Ort der Herstellung und Lieferung/Abgabe an anderen Orten	481	1,8	1,7	2,0	1,9	2,1	2,2	1,9	1,5	1,9	1,8	2,3	206	37	22	15	2	0
Betriebskantinen Ausschließlich Lieferung/Abgabe an anderen Orten	105	1,5	1,6	1,7	1,6	2,0	1,8	1,7	1,4	1,5	1,6	2,1	41	11	4	2	0	0

42 % der überprüften Betriebe gaben die Speisen nur am Ort der Herstellung ab, 48 % belieferten daneben auch andere Örtlichkeiten und 10 % gaben die Speisen ausschließlich an einem anderen Ort ab.

Im Rahmen der Kontrollen wurden folgende Schwerpunkte kontrolliert und beurteilt: Wareneingangskontrolle, Lagerung, Vor- und Zubereitung, Verteilung, Spülbereich, Reinigung und Desinfektion, Umgang mit Abfällen und Speiseresten, Rückstellproben, Personalhygiene, Personalschulung sowie das HACCP-Konzept. Die Ergebnisse der einzelnen Kontrollen wurden danach zusammengefasst und in Schulnoten umgerechnet (Notenskala 1 bis 5). Dabei zeigte sich, dass beim Umgang mit dem Lebensmittel selbst (Wareneingangskontrolle, Lagerung, Vor- und Zubereitung, Verteilung, Personalhygiene) im Durchschnitt Noten von 1,4 bis 2,0 erreicht wurden, also die Betriebe in diesem Bereich mit gut und teilweise sogar mit sehr gut zu bewerten waren. Im Bereich Reinigung und Entsorgung (Spülbereich, Reinigung und Desinfektion, Umgang mit Abfällen und Speiseresten) wurden im Durchschnitt Noten von 1,5 bis 2,2 erreicht, was eine gute Handhabung dieser Maßnahmen

widerspiegelt. Der Aspekt Schulung und Eigenkontrolle (Rückstellproben, Personalschulung, HACCP-Konzept) erreichte im Durchschnitt Noten von 1,4 bis 2,3. Auch hier waren die Betriebe durchschnittlich als gut und teilweise sogar als sehr gut einzustufen.

Bei 404 (40 %) Kontrollen mussten keine weiteren Maßnahmen getroffen werden. Unabhängig von den guten Durchschnittsergebnissen kam es punktuell zu schlechteren Ergebnissen. In 425 Fällen (42 %) wurden durch die Vor-Ort-Behörden Empfehlungen ausgesprochen. Verwarnungen erfolgten in 68 Fällen (6,8 %) in mündlicher und in 36 Fällen (3,6 %) in schriftlicher Form. Bei 24 Kontrollen (2,4 %) wurden schriftliche Verfügungen, in 3 Fällen (0,3 %) wurden Bußgeldbescheide erlassen.

7.3.4 Schlussfolgerungen

Die Teilnahme aller Bundesländer und der Bundeswehr an diesem Kontrollprogramm macht die Bedeutung von

Großküchen und Großkantinen deutlich. Die durchschnittlich guten oder sogar sehr guten Bewertungen in den einzelnen Kategorien zeigen, dass sich die Betreiber von Großküchen und Großkantinen ihrer hohen Verantwortung bewusst sind. Sie begegnen den täglichen Anforderungen mit strukturierten Arbeitsabläufen, gut durchdachten Konzepten und geschultem Personal. Größere Schwachstellen sind nicht zu erkennen. Die Ergebnisse dieses Programms zeigen, dass stichprobenartige Kontrollen im Rahmen der Routineüberwachung ausreichend sind.

7.4 Hygiene in Räucherfischbetrieben; Vorkommen von *Listeria monocytogenes*

Dr. Uwe Jark, LAVES Oldenburg, Dr. Edda Bartelt, LAVES IFF Cuxhaven, Dr. Martina Weber, LAVES IFF Cuxhaven, Stefan Haring, LAVES Oldenburg und Michaela Berges, LUA Bremen

7.4.1 Ausgangssituation

Listeria (L.) monocytogenes ist als Lebensmittelsicherheitskriterium in der Verordnung (EG) Nr. 2073/2005 über mikrobiologische Kriterien geregelt. Durch die ubiquitäre Verbreitung von *Listeria spp.* wird *L. monocytogenes* auch in verzehrsfertigen Fischereierzeugnissen nachgewiesen. Die Nachweisraten liegen zwischen 3 % und 40 % (FAO 2004). Risikobewertungen zufolge geht von niedrigen Keimzahlen an *L. monocytogenes* im Produkt ein geringes Listerioserisiko aus, denn lebensmittelbedingte *L. monocytogenes* Infektionen werden überwiegend durch Erzeugnisse mit *L. monocytogenes*-Keimzahlen von > 100 KbE/g verursacht. Das Listerioserisiko durch verzehrsfertige Erzeugnisse besteht somit eher in der Vermehrung als im Vorkommen des Erregers in geringer Keimzahl (CAC 2007). Laut Zoonosentrendbericht der EU wurde der Erreger in bis zu 30 % der Fischereierzeugnisse nachgewiesen. Auf dem EU-Markt stellen verzehrsfertige Fischereierzeugnisse mit 7,5 % (2005) bzw. 4,9 % (2006) die Lebensmittelgruppe mit dem höchsten Anteil *L. monocytogenes*-positiver Proben dar. Im Vergleich zu anderen Lebensmittelkategorien gehören die Fischereierzeugnisse mit bis zu 20 % dem Anteil an Lebensmitteln an, die einen hohen Gehalt an *L. monocytogenes* (> 100 KbE/g) aufweisen können (EFSA 2007).

Die Maßnahmen zur Reduzierung des Risikos einer Listerioseerkrankung durch den Verzehr von verzehrsfertigen Fischerzeugnissen betreffen sämtliche Produktionsstufen von der Schlachtung bis zur Veredelung. Die hygienischen Anforderungen im Herstellungsbetrieb zur Vermeidung des Eintrags von Listerien in die Verarbeitung und des Risikos der Rekontamination der verzehrsfertigen Erzeugnisse sind einzuhalten. Die jeweiligen Eigenkontrollsysteme sind entsprechend einzurichten und von den zuständigen Behörden zu überwachen.

7.4.2 Ziel

Im Rahmen des Programms sollte die Einhaltung der Betriebshygiene in Fischbetrieben (Schwerpunkt Räucherfisch) überprüft werden, insbesondere hinsichtlich des Vorkommens von *L. monocytogenes*. Während der Betriebskontrollen sollten eine Probenahme (Produkt- und Hygienekontrolle) erfolgen und die entnommenen Tupfer-, Schwämmchen- und Produktproben qualitativ und quantitativ auf *L. monocytogenes* untersucht werden.

7.4.3 Ergebnisse

An dem Programm beteiligten sich 11 Bundesländer mit insgesamt 159 Betriebskontrollen und entsprechenden Probenahmen. Die Mehrzahl der kontrollierten Betriebe verarbeiten hauptsächlich Forellen (79 Betriebe), gefolgt von 24 Lachs verarbeitenden Betrieben und weiteren Betrieben, die Felchen (10 Betriebe), Renken (9 Betriebe), Heilbutt (7 Betriebe) und Saiblinge (2 Betriebe) sowie 28 Betrieben, die mehrere Fischarten verarbeiten.

Bei Hygienekontrollen wurde in 9 Betrieben (5,6 %) *L. monocytogenes* nachgewiesen. Dabei handelte es sich um 6 Betriebe (3,8 %), die Forellen veredeln. Hier wurde auch in 2 Produktproben (1,3 %) *L. monocytogenes* qualitativ nachgewiesen. In 3 Betrieben (1,9 %), die Lachse veredeln, wurde bei den Hygienekontrollen *L. monocytogenes* festgestellt. Im qualitativen Untersuchungsgang konnte nach Produktuntersuchungen aus 2 dieser Betriebe *L. monocytogenes* nachgewiesen werden; in einem Fall auch im quantitativen Untersuchungsgang (40 KbE/g). In 4 weiteren Lachs verarbeitenden Betrieben (2,5 %) erbrachte die Produktkontrolle jeweils einen qualitativen und in 2 Fällen einen quantitativen Nachweis von *L. monocytogenes* (140 KbE/g und 360 KbE/g), bei negativ verlaufenden Hygienekontrollen.

Tab. 7.4.1 Ergebnisse der Überprüfung von Fischbetrieben auf Mängel bei der Betriebshygiene oder Verstöße gegen allgemeine GHP-Grundsätze sowie Hygienebeprobung und Produktuntersuchung auf *Listeria monocytogenes*

Betriebsart	Anzahl kontrollierter Betriebe	Anzahl kontrollierter Betriebe mit mgr. bis hgr. Mängel bzgl.						Anzahl der kontrollierten Betriebe mit Nachweis von *Listeria monocytogenes*		
		HACCP-basierte Verfahren	Eigenkontrolle	Bauliche Beschaffenheit Instandhaltung	Reinigung und Desinfektion	Personalhygiene	Produktionshygiene	Hygienebeprobung (qualitativ Nachweis)	Produktuntersuchung	
									qualitativ	quantitativ
Räucherfischbetriebe	159	36	28	30	20	11	16	6 (Forelle) *[1] 3 (Lachs) *[2]	2 (Forelle) 2 (Lachs) 4 (Lachs) *[3] 1 (Heilbutt) *[4]	1 (Lachs) 2 (Lachs) 1 (Heilbutt)

*[1] von sechs positiv beprobten Hygienekontrollen in „Forellenbetrieben" waren in zwei Betrieben Nachweise von *L. monocytogenes* aus den Produkten möglich

*[2] von drei positiv beprobten Hygienekontrollen in „Lachsbetrieben" waren in zwei Fällen qualitative Nachweise und in einem Fall ein quantitativer Nachweis von *L. monocytogenes* aus den Produkten möglich

*[3] von vier positiven Lachsproben im qualitativen Untersuchungsgang waren in zwei Fällen quantitative Nachweise von *L. monocytogenes* möglich

*[4] Heilbuttproben eines Betriebes waren im qualitativen und quantitativen Untersuchungsgang *L. monocytogenes* – positiv

In mehreren Heilbuttproben eines Betriebes konnte sowohl im quantitativen als auch im qualitativen Untersuchungsgang *L. monocytogenes* nachgewiesen werden (Keimzahlen von 10 KbE/g bis 420 KbE/g). Dieser Betrieb zeigte auch Mängel in der Personalhygiene.

Insgesamt konnte in 9 Betrieben (5,6 %) im Rahmen der Produktkontrolle *L. monocytogenes* nachgewiesen werden (Tab. 7.4.1).

Bei 20 Betrieben (12,6 %) wurden beim Merkmal Reinigung und Desinfektion mittelgradige (mgr.) bis hochgradige (hgr.) Mängel festgestellt. In 2 der bemängelten Betriebe konnte in der Hygieneprobe und in der Produktprobe *L. monocytogenes* nachgewiesen werden. In einem weiteren Betrieb wurde *L. monocytogenes* in einer Lachsprobe quantitativ nachgewiesen.

Bei 16 Kontrollen (10 %) wurden in den Betrieben mittelgradige bis hochgradige Mängel hinsichtlich der Produktionshygiene festgestellt. In einem Lachsbetrieb wurde bei der Hygienekontrolle *L. monocytogenes* quantitativ nachgewiesen (40 KbE/g).

36 Betriebe (22,6 %) hatten mittelgradige bis hochgradige Mängel im Bereich HACCP-basierter Verfahren. Neben den bereits unter dem Merkmal Reinigung und Desinfektion aufgeführten 2 Betrieben, die auch hier auffällig waren, konnte nach Produktuntersuchungen (Forelle, Lachs und Heilbutt) von 3 weiteren Betrieben *L. monocytogenes* im qualitativen Untersuchungsgang nachgewiesen werden; in der Lachsprobe ergab sich eine Keimzahl von 40 KbE/g.

Bei 11 Betrieben (6,9 %) wurden mittelgradige Mängel im Bereich der Personalhygiene erhoben.

28 Betriebe (17,6 %) hatten mittelgradige bis hochgradige Mängel hinsichtlich der Eigenkontrollen. Bei 4 bereits oben genannten Betrieben konnte ein Nachweis von *L. monocytogenes* im Rahmen der Hygiene- und Produktkontrollen erbracht werden.

Bei 30 Betrieben (18,9 %) wurden mittelgradige bis hochgradige Mängel der baulichen Beschaffenheit festgestellt. Bei 2 dieser Betriebe konnte ein Nachweis von *L. monocytogenes* im Rahmen der Hygiene- und Produktkontrollen erbracht werden.

In den übrigen Betrieben, die nach Risikobeurteilung mit keinen oder geringgradigen Mängeln eingestuft worden waren, war *L. monocytogenes* nicht nachweisbar.

7.4.4 Schlussfolgerungen

Die Ergebnisse dieses Programms zeigen, dass Listerienkontaminationen von Räucherfisch wie Forellenfilets,

Räucherlachs und geräuchertem Heilbutt nach wie vor ein Problem darstellen, zumal höhere Keimzahlen von *L. monocytogenes* mit dem Potential der Gesundheitsgefährdung bereits zu Beginn der deklarierten Haltbarkeit nachgewiesen wurden. Die hohen Anteile mittel- bis hochgradiger Mängel im Zuge der Risikobeurteilung der Betriebe belegen, dass die Listerien-Problematik in fischverarbeitenden Betrieben in deren Eigenkontrollsystemen und im Rahmen der amtlichen Kontrolle verstärkt berücksichtigt werden sollte. Ein Aufgreifen dieses Themas in einem späteren, ggf. angepassten Programm sollte in Erwägung gezogen werden.

7.4.5 Literatur

CAC, Codex Alimentarius Commission (2007): The guidelines on the application of general principles of food hygiene to the control of *Listeria monocytogenes* in ready-to-eat foods. CAC/GL 61-2007

EFSA (2007): Scientific Opinion of the Panel on Biological Hazards on a request from the European Commission for updating the former SCVPH opinion on *Listeria monocytogenes* risk related to ready-to-eat foods and scientific advice on different levels of *Listeria monocytogenes* in ready-to-eat foods and the related risk for human illness. The EFSA Journal (2007) 599, 1 – 42.

FAO/WHO (2004): Risk Assessment of *Listeria monocytogenes* in ready-to-eat foods. Technical report. Microbiological Risk Assessment Series, No 5.

Zitierte Gesetzgebung

Nationale Gesetzgebung

AVV RÜb
Allgemeine Verwaltungsvorschrift über Grundsätze zur Durchführung der amtlichen Überwachung lebensmittelrechtlicher, weinrechtlicher futtermittelrechtlicher und tabakrechtlicher Vorschriften (AVV Rahmen-Überwachung – AVV RÜb) vom 1. Juni 2012. BAnz AT 08.06.2012 B3, S. 1.

KosmetikV
Kosmetik-Verordnung in der Fassung der Bekanntmachung vom 7. Oktober 1997 (BGBl. I S. 2.410), zuletzt geändert durch Artikel 2 Absatz 15 des Gesetzes vom 22. Dezember 2011 (BGBl. I S. 3.044)

LFGB
Lebensmittel-, Bedarfsgegenstände- und Futtermittelgesetzbuch (Lebensmittel- und Futtermittelgesetzbuch – LFGB) in der Fassung der Bekanntmachung vom 22. August 2011 (BGBl. I S. 1.770), zuletzt geändert durch Artikel 1 der Verordnung vom 3. August 2012 (BGBl. I S. 1.708)

Min/TafelWV
Mineral- und Tafelwasser-Verordnung vom 1. August 1984 (BGBl. I S. 1.036), zuletzt geändert durch Artikel 1 der Verordnung vom 1. Dezember 2006 (BGBl. I S. 2.762)

RHmV
Verordnung über Höchstmengen an Rückständen von Pflanzenschutz- und Schädlingsbekämpfungsmitteln, Düngemitteln und sonstigen Mitteln in oder auf Lebensmitteln (Rückstands-Höchstmengenverordnung – RHmV) in der Fassung der Bekanntmachung vom 21.10.1999 (BGBl. I S. 2.082) zuletzt geändert durch Artikel 1 der Verordnung vom 20.2.2009 (BGBl. I S. 400)

TrinkwV
Trinkwasserverordnung in der Fassung der Bekanntmachung vom 28. November 2011 (BGBl. I S. 2.370), geändert durch Artikel 2 Absatz 19 des Gesetzes vom 22. Dezember 2011 (BGBl. I S. 3.044)

EU Gesetzgebung

Verordnungen

Verordnung (EG) Nr. 178/2002 des Europäischen Parlaments und des Rates vom 28. Januar 2002 zur Festlegung der allgemeinen Grundsätze und Anforderungen des Lebensmittelrechts, zur Errichtung der Europäischen Behörde für Lebensmittelsicherheit und zur Festlegung von Verfahren zur Lebensmittelsicherheit. ABl. L 31 vom 1.2.2002, S. 1.

Verordnung (EG) Nr. 396/2005 des Europäischen Parlaments und des Rates vom 23. Februar 2005 über Höchstgehalte an Pestizidrückständen in oder auf Lebens- und Futtermitteln pflanzlichen und tierischen Ursprungs und zur Änderung der Richtlinie 91/414/EWG des Rates. ABl. L 70 vom 16.3.2005, S. 1.

Verordnung (EG) Nr. 470/2009 des Europäischen Parlaments und des Rates vom 6. Mai 2009 über die Schaffung eines Gemeinschaftsverfahrens für die Festsetzung von Höchstmengen für Rückstände pharmakologisch wirksamer Stoffe in Lebensmitteln tierischen Ursprungs, zur Aufhebung der Verordnung (EWG) Nr. 2377/90 des Rates und zur Änderung der Richtlinie 2001/82/EG des Europäischen Parlaments und des Rates und der Verordnung (EG) Nr. 726/2004 des Europäischen Parlaments und des Rates. Abl. L 152 vom 16.6.2009, S. 11.

Verordnung (EU) Nr. 835/2011 der Kommission vom 19. August 2011 zur Änderung der Verordnung (EG) Nr. 1881/2006 im Hinblick auf Höchstgehalte an polyzyklischen aromatischen Kohlenwasserstoffen in Lebensmitteln. Abl. L 215 vom 20.8.2011, S. 4.

Berichte zur Lebensmittelsicherheit 2011, DOI 10.1007/978-3-0348-0575-9_8,
© Bundesamt für Verbraucherschutz und Lebensmittelsicherheit (BVL) 2013

Verordnung (EG) Nr. 853/2004 des Europäischen Parlaments und Rates vom 29.04.2004 mit spezifischen Hygienevorschriften für Lebensmittel tierischen Ursprungs. ABl. L 226 vom 25.6.2004, S. 22, berichtigt im ABl. L 119 vom 13.5.2010, S. 26.

Verordnung (EU) Nr. 1259/2011 der Kommission vom 2. Dezember 2011 zur Änderung der Verordnung (EG) Nr. 1881/2006 hinsichtlich der Höchstgehalte für Dioxine, dioxinähnliche PCB und nicht dioxinähnliche PCB in Lebensmitteln. ABl. L 320 vom 3.12.2011, S. 18.

Verordnung (EG) Nr. 1881/2006 der Kommission vom 19. Dezember 2006 zur Festsetzung der Höchstgehalte für bestimmte Kontaminanten in Lebensmitteln. ABl. L 364 vom 20.12.2006, S. 5, zuletzt geändert durch Art. 1 der Verordnung (EU) Nr. 165/2010 der Kommission vom 26. Februar 2010 zur Änderung der Verordnung (EG) Nr. 1881/2006 zur Festsetzung der Höchstgehalte für bestimmte Kontaminanten in Lebensmitteln hinsichtlich Aflatoxinen. ABl. L 50 vom 27.2.2010, S. 8.

Verordnung (EG) Nr. 2073/2005 der Kommission vom 15. November 2005 über mikrobiologische Kriterien für Lebensmittel, ABl. L 338 vom 22.12.2005, S. 1, geändert durch die Verordnung (EG) Nr. 1441/2007 vom 05. Dezember 2007, ABl. L 322 vom 7.12.2007, S. 12 und die Verordnung (EG) Nr. 365/2010 vom 28. April 2010, ABl. L 107 vom 29.4.2010, S. 9.

Richtlinien

Richtlinie 91/414/EWG des Rates vom 15. Juli 1991 über das Inverkehrbringen von Pflanzenschutzmitteln. ABl. L 230 vom 19.8.1991, S. 1.

Richtlinie 2009/48/EG des Europäischen Parlaments und des Rates vom 18. Juni 2009 über die Sicherheit von Spielzeug, ABl. L 170 vom 30.6.2009, S. 1.

ADI (Acceptable Daily Intake)

ADI steht für „Acceptable Daily Intake" (duldbare tägliche Aufnahmemenge) und gibt die Menge eines Stoffes an, die ein Mensch täglich und ein Leben lang ohne erkennbares gesundheitliches Risiko aufnehmen kann. Eine kurzzeitige Überschreitung des ADI-Wertes durch Rückstände in Lebensmitteln stellt keine Gefährdung der Verbraucher dar, da der ADI-Wert unter Annahme einer täglichen lebenslangen Exposition abgeleitet wird.

Antimon

Antimon ist ein selten vorkommendes Halbmetall, dem der Verbraucher neben Hausstaub und Atemluft auch über Lebensmittel, Trinkwasser, Kosmetik und Bedarfsgegenstände wie z. B. Spielzeug ausgesetzt ist. Studien legen den Verdacht nahe, dass Antimonverbindungen vergleichbar wirken wie die entsprechenden Arsenverbindungen. Allerdings verhalten sich verschiedene Antimonverbindungen sehr unterschiedlich. Die toxikologischen Eigenschaften sind abhängig von der Natur der Verbindungen. Antimonstäube reizen die Schleimhäute und die Augen, die akute Toxizität ist aber nicht so hoch. Das toxische Potential der Verbindungen ist erheblich höher. Die Antimonchloride verursachen Verätzungen der Haut und Augenschäden, Antimon(III)-oxid erzeugt vermutlich Krebs, einige Antimonverbindungen gelten als umweltgefährlich.

Die akute Toxizität der Antimonverbindungen wird im Wesentlichen von der Bioverfügbarkeit (Wasserlöslichkeit) bestimmt. Die MAK-Kommission (Senatskommission zur Prüfung gesundheitsschädlicher Arbeitsstoffe der DFG) hat Antimon und seine anorganischen Verbindungen aufgrund der Datenlage zur Genotoxizität, Bioverfügbarkeit und chemischen Ähnlichkeit zum Arsen in die Kanzerogenitätskategorie 2 eingestuft[1].

ARfD (Akute Referenzdosis)

Die akute Referenzdosis (ARfD) ist definiert als diejenige Substanzmenge, die über die Nahrung innerhalb eines Tages oder mit einer Mahlzeit ohne erkennbares gesundheitliches Risiko für den Menschen aufgenommen werden kann. Sie wird für Stoffe festgelegt, die im ungünstigsten Fall schon bei einmaliger oder kurzzeitiger Aufnahme toxische Wirkungen auslösen können. Ob eine Schädigung der Gesundheit tatsächlich eintreten kann, muss für jeden Einzelfall geprüft werden.

Arsen

Arsen reichert sich in der Nahrungskette an, z. B. in Muscheln, Garnelen oder Fisch, aber auch in Meeresalgen und Reis. In Deutschland trägt die Nahrungsaufnahme zu über 90 % zur Arsengesamtaufnahme bei, von der bis zu 50 % aus marinen Lebensmitteln stammen. Auch Kosmetika und Bedarfsgegenstände tragen zur Gesamtbelastung bei.

In Trinkwasser und Getränken liegt Arsen nahezu ausschließlich und in terrestrischen Lebensmitteln größtenteils in der toxischeren anorganischen Form vor, während in Fischen, Meeresfrüchten und Algen vor allem die weniger toxischen organischen Arsenverbindungen vorkommen. In der Routineanalytik der Lebensmittelüberwachung wird bisher allerdings der Gesamtarsengehalt gemessen und nur in Einzelfällen zwischen den Bindungsformen unterschieden. Für die meisten Lebensmittel stehen bisher noch keine Analysemethoden zur Spezifizierung von anorganischem und organischem Arsen zur Verfügung. Lediglich für anorganisches Arsen in Algen wurde bisher eine Analysemethode normiert. Daher wird auf europäischer Ebene mit Nachdruck an der Entwicklung entsprechender Normen für Analysemethoden zur Arsen-Spezifizierung gearbeitet.

Zahlreiche epidemiologische Studien belegen die krebserzeugende Wirkung von anorganischem Arsen. Die Europäische Behörde für Lebensmittelsicherheit (EFSA) hat im Oktober 2009 eine Stellungnahme zu Arsen in Lebensmitteln veröffentlicht. Basierend auf neue-

---

[1] DFG, 2007. MAK- und BAT-Werte-Liste 2007 – Maximale Arbeitsplatzkonzentrationen und Biologische Arbeitsstofftoleranzwerte. Mitteilung 43. Weinheim: Wiley-VCH.

Berichte zur Lebensmittelsicherheit 2011, DOI 10.1007/978-3-0348-0575-9_9,
© Bundesamt für Verbraucherschutz und Lebensmittelsicherheit (BVL) 2013

ren toxikologischen Daten, die bei niedrigeren Expositionsraten des Verbrauchers als bisher angenommen von einem möglichen Gesundheitsrisiko ausgehen, hat die EFSA den von der WHO (JECFA) aufgestellten PTWI-Wert von 15 µg/kg Körpergewicht für anorganisches Arsen als nicht mehr angemessen beurteilt. Die JECFA schloss sich im Februar 2010 der EFSA-Beurteilung an und hat den PTWI zurückgezogen.

Für Lebensmittel liegt derzeit weder auf nationaler noch auf europäischer Ebene ein Höchstgehalt vor.

Benzo(a)pyren

Benzo(a)pyren gehört zur Stoffklasse der polycyclischen aromatischen Kohlenwasserstoffe (PAK). Es ist der bekannteste Vertreter und ist stark krebserzeugend und erbgutschädigend (siehe Polycyclische aromatische Kohlenwasserstoffe).

Bestimmungsgrenze

Die geringste Menge eines Stoffes, die mengenmäßig eindeutig und sicher bestimmt (quantifiziert) werden kann, wird als „Bestimmungsgrenze" bezeichnet. Sie ist von dem verwendeten Verfahren, den Messgeräten und dem zu untersuchenden Lebensmittel abhängig.

Deoxynivalenol (DON)

Deoxynivalenol (DON) ist ein Mykotoxin aus der Gruppe der Typ-B Trichothecene, die zu den Fusarientoxinen gehören. DON tritt häufig bei Getreide und Körnerfrüchten auf, insbesondere bei Weizen und Mais, und ist häufig gemeinsam mit Zearalenon (ZEA), einem weiteren Fusarientoxin, zu finden. DON führt bei Nutztieren zu einer Verzögerung des Wachstums. Eine anhaltend hohe Belastung mit DON führte im Tierversuch zur Beeinträchtigung des Immunsystems.

Für DON sind in der Verordnung (EG) Nr. 1881/2006 für bestimmte Lebensmittel EU-weit harmonisierte Höchstgehalte festgesetzt. Für zum unmittelbaren menschlichen Verzehr bestimmtes Getreide, Getreidemehl und als Enderzeugnis für den unmittelbaren menschlichen Verzehr vermarktete Kleie und Keime beträgt der Höchstgehalt 750 µg/kg.

Dioxine

Der Begriff „Dioxine" ist eine Sammelbezeichnung für chemisch ähnlich aufgebaute chlorhaltige Dioxine und Furane. Insgesamt besteht die Gruppe der Dioxine aus 75 polychlorierten Dibenzo-p-dioxinen (PCDD) und 135 polychlorierten Dibenzofuranen (PCDF). Diese toxischen Substanzen kommen in der Umwelt ubiquitär vor und werden überwiegend über die Nahrungskette vom tierischen und menschlichen Organismus aufgenommen. Aufgrund ihrer guten Fettlöslichkeit, der langsa-

men Ausscheidung sowie der geringen Abbaubarkeit werden sie im Fettgewebe angereichert. Die Dioxinaufnahme des Menschen resultiert zu etwa 95 % aus dem Dioxingehalt der Lebensmittel. Insbesondere tragen hierzu Lebensmittel tierischer Herkunft, darunter Fleisch, Milch, Fisch und Eier bei.

Das Dioxin mit der höchsten Toxizität ist das 2,3,7,8-Tetrachlordibenzo-p-dioxin („TCDD"), das auch als „Seveso-Gift" bezeichnet wird und welches von der International Agency for Research on Cancer (IARC) als krebserzeugend eingestuft wurde. Es kann bei akuter Vergiftung neben Chlorakne auch Verdauungs-, Nerven- und Enzymfunktionsstörungen sowie Muskel- und Gelenkschmerzen hervorrufen.

Für die toxikologische Beurteilung der Dioxine sind 17 Kongenere relevant, die in 2,3,7,8-Stellung chloriert sind. Jedes dieser Kongenere ist in unterschiedlichem Maße toxisch. Um die Toxizität dieser unterschiedlichen Kongenere aufsummieren zu können und um Risikobewertungen und Kontrollmaßnahmen zu erleichtern, wurde das Konzept der Toxizitätsäquivalenzfaktoren (TEF) eingeführt. Damit lassen sich von einer Probe die Analyseergebnisse sämtlicher toxikologisch relevanter Dioxin-Kongenere als eine quantifizierbare Einheit (WHO-PCDD/F-TEQ) ausdrücken, die als „Toxizitäts-Äquivalent" bezeichnet wird. Zur Berechnung der TEQ werden derzeit zwei verschiedene Verfahren angewendet:

- upperbound: Die Berechnung der Obergrenze („upperbound") erfolgt, indem der Beitrag jedes nicht quantifizierten Kongeners zum TEQ der Bestimmungsgrenze gleichgesetzt wird[2], und
- lowerbound: Die Berechnung der Untergrenze („lowerbound") erfolgt, indem der Beitrag jedes nicht quantifizierten Kongeners zum TEQ gleich Null gesetzt wird.

Eigenkontrolle

Die am Lebensmittelverkehr Beteiligten sind im Rahmen ihrer Sorgfaltspflicht und der Bestimmungen zur Produkthaftung zur Eigenkontrolle verpflichtet. Unter Eigenkontrollen werden Befunderhebungen und Konzepte sowohl zur Sicherstellung einer guten Herstellungspraxis und guten Hygienepraxis als auch zur Sicherstellung der gesundheitlichen Unbedenklichkeit der Lebensmittel verstanden.

---

[2] Die Einbeziehung der Bestimmungsgrenzen jedes nicht quantifizierten Kongeners kann bei der Ermittlung der statistischen Maßzahlen dazu führen, dass die Maximalwerte der gemessenen Gehalte in einigen wenigen Fällen unter dem Mittelwert, Median, 90. und 95. Perzentil liegen (s. auch unter „Perzentil").

GHP

„Gute Hygiene Praxis" (GHP): Mit guter Hygienepraxis arbeiten Betriebe, wenn sie bezüglich der Hygiene Verfahren anwenden, die dem anerkannten Stand von Wissenschaft und Technik entsprechen, den rechtlichen Anforderungen genügen und von fachlich geeignetem Personal mit angemessener Sorgfalt durchgeführt werden. Die Beschreibung der guten Hygienepraxis erfolgt in so genannten Leitlinien.

Höchstgehalt/Höchstmenge

Höchstgehalte sind in der Gesetzgebung festgeschriebene, höchstzulässige Mengen für Rückstände und Kontaminanten in oder auf Erzeugnissen, die beim gewerbsmäßigen Inverkehrbringen nicht überschritten werden dürfen. Sie werden sowohl in der EU als auch in Deutschland grundsätzlich nach dem Minimierungsgebot festgesetzt, d. h. so niedrig wie unter den gegebenen Produktionsbedingungen und nach guter landwirtschaftlicher Praxis möglich, aber niemals höher als toxikologisch vertretbar. Bei der Festsetzung von Höchstgehalten werden deshalb in der Regel toxikologische Expositionsgrenzwerte, wie z. B. die duldbare tägliche Aufnahmemenge (ADI; acceptable daily intake) oder die akute Referenzdosis (ARfD) berücksichtigt, die noch Sicherheitsfaktoren – meistens Faktor 100 – beinhalten, so dass bei einer gelegentlichen Überschreitung der Höchstgehalte keine gesundheitliche Gefährdung des Verbrauchers zu erwarten ist. Nichts desto trotz sind die Höchstgehalte einzuhalten. Verantwortlich dafür ist in erster Linie der Hersteller/Erzeuger bzw. bei der Einfuhr aus Drittländern der in der EU ansässige Importeur. Die amtliche Lebensmittelüberwachung kontrolliert stichprobenweise das Erzeugnisangebot auf die Einhaltung der Höchstgehalte. Bei Überschreitung eines Höchstgehalts ist das Produkt nicht verkehrsfähig und darf nicht verkauft werden.

Der gleichbedeutende Begriff Höchstmenge wird in Deutschland noch in verschiedenen Verordnungen, so z. B. in der Rückstands-Höchstmengenverordnung (RHmV) für die rechtliche Regelung von Rückständen von Pflanzenschutzmitteln in und auf Lebensmitteln verwendet.

HT-2-Toxin

HT-2-Toxin ist ein Mykotoxin (Schimmelpilzgift) aus der Gruppe der Trichothecene und ein Fusarium-Toxin. Es zählt zu den Typ-A-Trichothecenen und entsteht als Stoffwechselprodukt von Pilzen der Gattung *Fusarium*.

Kontaminant

Als Kontaminant gilt jeder Stoff, der dem Lebensmittel nicht absichtlich zugesetzt wird, jedoch als Rückstand der Gewinnung (einschließlich der Behandlungsmethoden im Ackerbau, Viehzucht und Veterinärmedizin), Fertigung, Verarbeitung, Zubereitung, Behandlung, Aufmachung, Verpackung, Beförderung und Lagerung des betreffenden Lebensmittels oder infolge einer Verunreinigung durch die Umwelt im Lebensmittel vorhanden ist. Der Begriff umfasst nicht die Überreste von Insekten, Haare von Nagetieren und andere Fremdkörper[3].

Kontamination

Im Rahmen dieses Berichtes bezeichnet „Kontamination" die Verunreinigung von Lebensmitteln mit unerwünschten Stoffen, welche nicht absichtlich zugesetzt wurden.

„m"

Vgl. Richtwert

„M"

Vgl. Warnwert

Median

Der Median ist derjenige Zahlenwert, der die Reihe der nach ihrer Größe geordneten Messwerte halbiert. Das bedeutet, die eine Hälfte der Messwerte liegt unter dem Median, die andere Hälfte darüber. Er entspricht damit dem 50. Perzentil.

Metaboliten

Ein „Metabolit" ist ein Stoff, der in einem Stoffwechselprozess gebildet wird.

Mittelwert

Der Mittelwert ist eine statistische Kennzahl, die zur Charakterisierung von Daten dient. Im vorliegenden Bericht wird ausschließlich der arithmetische Mittelwert benutzt. Er berechnet sich als Summe der Messwerte geteilt durch ihre Anzahl.

Mykotoxine

Bei Mykotoxinen (Schimmelpilzgifte) handelt es sich um sekundäre Stoffwechselprodukte von Schimmelpilzen. Bisher sind über 300 Mykotoxine, die von mehr als 250 Schimmelpilzarten gebildet werden können, bekannt. Dabei werden einige Schimmelpilzgifte nur von bestimmten Arten und andere wiederum von vielen Arten produziert. Ihre Bildung ist von verschiedensten äußeren Faktoren wie Temperatur, Feuchtigkeit, pH-Wert und Nährstoffangebot abhängig. Grundsätzlich

---

[3] Siehe Artikel 1 der Verordnung (EWG) Nr. 315/93.

unterscheidet man, ob die Mykotoxine bereits auf dem Feld oder erst während der Lagerung eines Lebensmittels gebildet werden. Weiterhin muss bei Futtermitteln berücksichtigt werden, dass darin enthaltene Mykotoxine in Lebensmittel übergehen können (Carry over). Die bekanntesten Vertreter sind Alternariatoxine, Aflatoxine, Fusarientoxine (Deoxynivalenol, Fumonisine, T-2 Toxin, HT-2 Toxin, Zearalenon), Ochratoxin A und Patulin. Mykotoxine gehören allgemein zu den am stärksten toxischen Stoffen, die in Lebensmitteln und Futtermitteln vorkommen können.

Ochratoxin A (OTA)

Bei Ochratoxin A (OTA) handelt es sich um ein Mykotoxin (Schimmelpilzgift), welches den häufigsten und wichtigsten Vertreter der Gruppe der Ochratoxine darstellt. Es wurde bisher in Getreide, Kakao (einschließlich Schokolade), Kaffee, Bier, Wein, Traubensaft, Trockenobst, Nüssen, Gewürzen sowie Gemüse weltweit nachgewiesen. Außerdem kann die Kontamination von Futtermitteln mit OTA zu Rückständen in verzehrbaren Innereien und im Blutserum führen, während die Kontamination in Fleisch, Milch und Eiern zu vernachlässigen ist. OTA wirkt beim Menschen nierenschädigend und hat sich im Tierversuch als krebserzeugend erwiesen.

Perzentil

Perzentile sind Werte, welche die Reihe der nach ihrer Größe geordneten Messwerte teilen. So ist z. B. das 90. Perzentil der Wert, unter dem 90 % der Messwerte liegen, zehn Prozent hingegen liegen über dem 90. Perzentil.

Polychlorierte Biphenyle (PCB)

Polychlorierte Biphenyle (PCB) sind ein Gemisch aus 209 Einzelverbindungen (Kongenere) unterschiedlichen Chlorierungsgrades. Sie lassen sich nach ihrem Molekülaufbau in zwei Gruppen unterteilen. Einige PCB-Kongenere besitzen Ähnlichkeiten mit Dioxinen und werden deshalb als dioxinähnliche PCB (dl-PCB) bezeichnet. Die nicht dioxinähnlichen PCB (ndl-PCB) sind weitaus häufiger vorhandenen; der Anteil von ndl-PCB an den gesamten PCB liegt bei etwa 90 %. Die WHO hat zwölf ausgewählten dl-PCB-Kongeneren Toxizitätsäquivalentfaktoren (TEF) zugewiesen. Damit lassen sich von einer Probe die Analyseergebnisse sämtlicher toxikologisch relevanter dioxinähnlicher PCB-Kongenere als eine quantifizierbare Einheit (WHO-PCB-TEQ) ausdrücken, die als „Toxizitäts-Äquivalent" bezeichnet wird. Wie bei den Dioxinen erfolgt die Berechnung der TEQ nach dem upperbound- und lowerbound-Verfahren (s. unter „Dioxine").

Die ndl-PCB-Kongenere PCB 28, PCB 52, PCB 101, PCB 138, PCB 153 und PCB 180 können häufig in Lebensmitteln tierischer Herkunft nachgewiesen werden. Sie werden auch als Indikator-PCB bezeichnet.

PCB wurden bis in die 1980er Jahre vor allem in Transformatoren, elektrischen Kondensatoren, als Hydraulikflüssigkeit sowie als Weichmacher in Lacken, Dichtungsmassen, Isoliermitteln und Kunststoffen verwendet. Sie zählen mit den polychlorierten Dioxinen und Furanen zu den zwölf als „dreckiges Dutzend" bekannten organischen Giftstoffen, deren Herstellung und Gebrauch durch die Stockholmer Konvention eingeschränkt bzw. verboten wurde. Aufgrund ihrer Stabilität sind PCB in der Umwelt ubiquitär verbreitet und werden überwiegend über die Nahrungskette vom tierischen und menschlichen Organismus aufgenommen.

Die akute Toxizität von PCB ist gering, wohingegen eine chronische Toxizität schon bei geringen Konzentrationen festzustellen ist. Einige PCB-Kongenere stehen im Verdacht, krebserzeugend zu sein.

Polycyclische aromatische Kohlenwasserstoffe (PAK)

Polycyclische aromatische Kohlenwasserstoffe (PAK) sind eine Stoffklasse von mehr als 250 organischen Verbindungen, die mehrere kondensierte aromatische Ringe enthalten. Sie entstehen bei der unvollständigen Verbrennung von organischem Material bei Temperaturen im Bereich von 400 °C – 800 °C. Eine Kontamination von Lebensmitteln tritt daher insbesondere dann auf, wenn diese z. B. beim Trocknen oder Räuchern in direkten Kontakt mit den Verbrennungsgasen kommen. Das Gefährdungspotenzial, das von PAK ausgeht, liegt in der krebserzeugenden Eigenschaft vieler polycyclischer aromatischer Kohlenwasserstoffe begründet. Der bekannteste Vertreter dieser Stoffklasse ist Benzo(a)pyren. Es ist stark krebserzeugend und erbgutverändernd. Benzo(a)pyren diente bisher als Leitsubstanz für die Gruppe der PAK-Substanzen. Die Ausdehnung der Höchstgehaltsregelungen auf drei weitere Leitsubstanzen (Chrysen, Benzo(a)anthracen und Benzo(b)fluoranthen) ist mit der Verordnung (EU) Nr. 835/2011 zur Änderung der Verordnung (EG) Nr. 1881/2006 erfolgt. Diese gilt seit dem 01. September 2012.

PTWI (Provisional Tolerable Weekly Intake)

PTWI steht für „Provisional Tolerable Weekly Intake" (vorläufige duldbare wöchentliche Aufnahmemenge). Dieser Referenzwert wird vom Gemeinsamen FAO/WHO-Sachverständigenausschuss für Lebensmittelzusatzstoffe (engl. Joint FAO/WHO Expert Committee on Food Additives – JECFA) für Kontaminanten wie z. B. Schwermetalle verwendet, die kumulative Eigenschaften besitzen und deren Aufnahme mit ansonsten gesunden und nahrhaften Lebensmitteln unvermeidlich ist. Sein Wert gibt die duldbare Menge eines Stoffes an, die ein Mensch ein Leben lang wöchentlich aufnehmen kann, ohne mit gesundheitlichen Schäden rechnen zu müssen.

Quantifizierte Gehalte

Als „quantifizierte Gehalte" werden Konzentrationen von Stoffen bezeichnet, welche über der jeweiligen Bestimmungsgrenze liegen und folglich mit der gewählten analytischen Methode zuverlässig quantitativ bestimmt werden können.

Richtwert („m")

Richtwerte geben eine Orientierung, welche Mikroorganismengehalte in den jeweiligen Lebensmitteln bei Einhaltung einer guten Hygienepraxis akzeptabel sind. Im Rahmen der betrieblichen Eigenkontrollen zeigt eine Überschreitung des Richtwertes Schwachstellen im Herstellungsprozess und die Notwendigkeit an, die Wirksamkeit der vorbeugenden Maßnahmen zu überprüfen und Maßnahmen zur Verbesserung der Hygienesituation einzuleiten.

Rückstand

Als „Rückstände" im eigentlichen Sinne werden im Gegensatz zu Kontaminanten die Rückstände von absichtlich zugesetzten bzw. angewendeten Stoffen bezeichnet.

So sind Rückstände von Pflanzenschutzmitteln definiert als: Ein Stoff oder mehrere Stoffe, die in oder auf Pflanzen oder Pflanzenerzeugnissen, essbaren Erzeugnissen tierischer Herkunft oder anderweitig in der Umwelt vorhanden sind und deren Vorhandensein von der Anwendung von Pflanzenschutzmitteln herrührt, einschließlich ihrer Metaboliten und Abbau- oder Reaktionsprodukte[4].

„Tierarzneimittelrückstände" bezeichnen alle pharmakologisch wirksamen Stoffe, seien es wirksame Bestandteile, Arzneiträger oder Abbauprodukte, und ihre Stoffwechselprodukte, die in Nahrungsmitteln auftreten, welche von Tieren gewonnen wurden, denen das betreffende Tierarzneimittel verabreicht wurde[5].

Schwermetalle

Als Schwermetalle werden Metalle ab einer Dichte von 4,5 g/cm^3 bezeichnet. Bekannte Vertreter sind Blei, Cadmium, Quecksilber und Zinn. In Lebensmitteln sind außerdem in geringerem Maße Eisen, Kupfer, Nickel, Thallium und Zink relevant. Schwermetalle können durch Luft, Wasser und Boden, aber auch im Zuge der Be- und Verarbeitung in die Lebensmittel gelangen. Zur Beurteilung der Gehalte wurden für Blei, Cadmium und Quecksilber als Kontaminanten die Verordnung (EG) Nr. 1881/2006 und für Kupfer und Quecksilber als Rückstände der Anwendung von Pflanzenschutzmitteln die Verordnung (EG) Nr. 396/2005 zu Grunde gelegt.

Schwermetalllässigkeit

Bei der gesundheitlichen Bewertung von Bedarfsgegenständen spielen die Schwermetallgehalte nur eine untergeordnete Rolle. Von größerer Bedeutung ist die Abgabe (Lässigkeit) der Schwermetalle unter Gebrauchsbedingungen. Hierzu werden die Schwermetalle durch geeignete Simulantien für Lebensmittel, Hautkontakt, Kontakt mit Mundschleimhäuten oder Verschlucken aus dem Erzeugnis herausgelöst.

TDI (Tolerable Daily Intake)

TDI steht für „Tolerable Daily Intake" (duldbare tägliche Aufnahmemenge) und gibt die Menge eines Stoffes an, die ein Mensch ein Leben lang täglich aufnehmen kann, ohne dass nachteilige Wirkungen auf die Gesundheit zu erwarten sind.

T2-Toxin

T2-Toxin ist ein Mykotoxin (Gift der Schimmelpilze) aus der Gruppe der Trichothecene und ein Fusarium-Toxin. Es zählt zu den Typ-A-Trichothecenen und entsteht als Stoffwechselprodukt von Pilzen verschiedener Gattungen, hauptsächlich von Mitgliedern der Gattung *Fusarium*, so etwa von *Fusarium sporotrichioides* und *Fusarium tricinctum*.

Toxizität/toxisch

Giftigkeit/giftig

Warnwert („M")

Warnwerte geben Mikroorganismengehalte an, deren Überschreitung einen Hinweis darauf gibt, dass die Prinzipien einer guten Hygiene- und/oder Herstellungspraxis verletzt wurden. Bei einer Warnwertüberschreitung von pathogenen Mikroorganismen wie Salmonellen und *Listeria monocytogenes* ist eine Gesundheitsgefährdung des Verbrauchers nicht auszuschließen.

---

[4] Siehe Artikel 2 der Richtlinie (EWG) Nr. 91/414.
[5] Siehe Artikel 2 der Verordnung (EG) Nr. 470/2009.

Art.	Artikel
AVV	Allgemeine Verwaltungsvorschrift
BfR	Bundesinstitut für Risikobewertung
BGBl	Bundesgesetzblatt
BMELV	Bundesministerium für Ernährung, Landwirtschaft und Verbraucherschutz
BMU	Bundesministerium für Umwelt, Naturschutz und Reaktorsicherheit
BVL	Bundesamt für Verbraucherschutz und Lebensmittelsicherheit
BÜp	Bundesweiter Überwachungsplan
BzL	Berichte zur Lebensmittelsicherheit
CVUA	Chemisches und Veterinäruntersuchungsamt
CVUA-RRW	Chemisches und Veterinäruntersuchungsamt Rhein-Ruhr-Wupper
DGHM	Deutsche Gesellschaft für Hygiene und Mikrobiologie
DON	Deoxynivalenol
EFSA	European Food Safety Authority
EG	Europäische Gemeinschaft
EHEC	enterohämorrhagische *Escherichia coli*
EU	Europäische Union
GHP	Gute Hygiene Praxis
HACCP	Gefahrenanalyse kritischer Kontrollpunkte (Hazard Analysis and Critical Control Point)
IfB	Institut für Bedarfsgegenstände
IFF	Institut für Fische und Fischereierzeugnisse
JECFA	Gemeinsamer FAO/WHO-Sachverständigenausschuss für Lebensmittelzusatzstoffe (engl.: Joint FAO/WHO Expert Committee on Food Additives)
JVL	Journal für Verbraucherschutz und Lebensmittelsicherheit
hgr.	hochgradig
k. A.	keine Angabe
KbE	koloniebildende Einheit
LAV	Länderarbeitsgemeinschaft Verbraucherschutz
LAVES	Niedersächsisches Landesamt für Verbraucherschutz und Lebensmittelsicherheit
LFGB	Lebensmittel- und Futtermittel-Gesetzbuch
LGL	Bayerisches Landesamt für Gesundheit und Lebensmittelsicherheit
LI	Lebensmittelinstitut
LUA Bremen	Landesuntersuchungsamt für Chemie, Hygiene und Veterinärmedizin (Bremen)
LUA RLP	Landesuntersuchungsamt Rheinland-Pfalz
LUA Sachsen	Landesuntersuchungsanstalt Sachsen
LVI	Lebensmittel- und Veterinärinstitut
m	Richtwert (DGHM)
M	Warnwert (DGHM)
mgr.	mittelgradig
MRI	Max Rubner-Institut
MW	Mittelwert
n	Anzahl untersuchter Proben
n. n.	nicht nachgewiesen
PAK	polycyclische aromatische Kohlenwasserstoffe
PTWI	Provisional Tolerable Weekly Intake – vorläufig duldbare wöchentliche Aufnahmemenge
RLP	Rheinland-Pfalz
RÜb	Rahmenüberwachung
SCF	Scientific Committee on Food – Wissenschaftlicher Lebensmittelausschuss der EU-Kommission
STEC	shigatoxinbildende *Escherichia coli*
Tab.	Tabelle
TDI	Tolerable Daily Intake
VO	Verordnung
VTEC	verotoxinbildende *Escherichia coli*

Berichte zur Lebensmittelsicherheit 2011, DOI 10.1007/978-3-0348-0575-9_10,
© Bundesamt für Verbraucherschutz und Lebensmittelsicherheit (BVL) 2013

den und nahrhaften Lebensmitteln unvermeidlich ist. Sein Wert gibt die duldbare Menge eines Stoffes an, die ein Mensch ein Leben lang wöchentlich aufnehmen kann, ohne mit gesundheitlichen Schäden rechnen zu müssen.

Quantifizierte Gehalte

Als „quantifizierte Gehalte" werden Konzentrationen von Stoffen bezeichnet, welche über der jeweiligen Bestimmungsgrenze liegen und folglich mit der gewählten analytischen Methode zuverlässig quantitativ bestimmt werden können.

Richtwert („m")

Richtwerte geben eine Orientierung, welche Mikroorganismengehalte in den jeweiligen Lebensmitteln bei Einhaltung einer guten Hygienepraxis akzeptabel sind. Im Rahmen der betrieblichen Eigenkontrollen zeigt eine Überschreitung des Richtwertes Schwachstellen im Herstellungsprozess und die Notwendigkeit an, die Wirksamkeit der vorbeugenden Maßnahmen zu überprüfen und Maßnahmen zur Verbesserung der Hygienesituation einzuleiten.

Rückstand

Als „Rückstände" im eigentlichen Sinne werden im Gegensatz zu Kontaminanten die Rückstände von absichtlich zugesetzten bzw. angewendeten Stoffen bezeichnet.

So sind Rückstände von Pflanzenschutzmitteln definiert als: Ein Stoff oder mehrere Stoffe, die in oder auf Pflanzen oder Pflanzenerzeugnissen, essbaren Erzeugnissen tierischer Herkunft oder anderweitig in der Umwelt vorhanden sind und deren Vorhandensein von der Anwendung von Pflanzenschutzmitteln herrührt, einschließlich ihrer Metaboliten und Abbau- oder Reaktionsprodukte[4].

„Tierarzneimittelrückstände" bezeichnen alle pharmakologisch wirksamen Stoffe, seien es wirksame Bestandteile, Arzneiträger oder Abbauprodukte, und ihre Stoffwechselprodukte, die in Nahrungsmitteln auftreten, welche von Tieren gewonnen wurden, denen das betreffende Tierarzneimittel verabreicht wurde[5].

Schwermetalle

Als Schwermetalle werden Metalle ab einer Dichte von $4,5\,g/cm^3$ bezeichnet. Bekannte Vertreter sind Blei, Cadmium, Quecksilber und Zinn. In Lebensmitteln sind außerdem in geringerem Maße Eisen, Kupfer, Nickel, Thallium und Zink relevant. Schwermetalle können durch Luft, Wasser und Boden, aber auch im Zuge der Be- und Verarbeitung in die Lebensmittel gelangen. Zur Beurteilung der Gehalte wurden für Blei, Cadmium und Quecksilber als Kontaminanten die Verordnung (EG) Nr. 1881/2006 und für Kupfer und Quecksilber als Rückstände der Anwendung von Pflanzenschutzmitteln die Verordnung (EG) Nr. 396/2005 zu Grunde gelegt.

Schwermetalllässigkeit

Bei der gesundheitlichen Bewertung von Bedarfsgegenständen spielen die Schwermetallgehalte nur eine untergeordnete Rolle. Von größerer Bedeutung ist die Abgabe (Lässigkeit) der Schwermetalle unter Gebrauchsbedingungen. Hierzu werden die Schwermetalle durch geeignete Simulantien für Lebensmittel, Hautkontakt, Kontakt mit Mundschleimhäuten oder Verschlucken aus dem Erzeugnis herausgelöst.

TDI (Tolerable Daily Intake)

TDI steht für „Tolerable Daily Intake" (duldbare tägliche Aufnahmemenge) und gibt die Menge eines Stoffes an, die ein Mensch ein Leben lang täglich aufnehmen kann, ohne dass nachteilige Wirkungen auf die Gesundheit zu erwarten sind.

T2-Toxin

T2-Toxin ist ein Mykotoxin (Gift der Schimmelpilze) aus der Gruppe der Trichothecene und ein Fusarium-Toxin. Es zählt zu den Typ-A-Trichothecenen und entsteht als Stoffwechselprodukt von Pilzen verschiedener Gattungen, hauptsächlich von Mitgliedern der Gattung *Fusarium*, so etwa von *Fusarium sporotrichioides* und *Fusarium tricinctum*.

Toxizität/toxisch

Giftigkeit/giftig

Warnwert („M")

Warnwerte geben Mikroorganismengehalte an, deren Überschreitung einen Hinweis darauf gibt, dass die Prinzipien einer guten Hygiene- und/oder Herstellungspraxis verletzt wurden. Bei einer Warnwertüberschreitung von pathogenen Mikroorganismen wie Salmonellen und *Listeria monocytogenes* ist eine Gesundheitsgefährdung des Verbrauchers nicht auszuschließen.

---

[4] Siehe Artikel 2 der Richtlinie (EWG) Nr. 91/414.
[5] Siehe Artikel 2 der Verordnung (EG) Nr. 470/2009.

Art.	Artikel
AVV	Allgemeine Verwaltungsvorschrift
BfR	Bundesinstitut für Risikobewertung
BGBl	Bundesgesetzblatt
BMELV	Bundesministerium für Ernährung, Landwirtschaft und Verbraucherschutz
BMU	Bundesministerium für Umwelt, Naturschutz und Reaktorsicherheit
BVL	Bundesamt für Verbraucherschutz und Lebensmittelsicherheit
BÜp	Bundesweiter Überwachungsplan
BzL	Berichte zur Lebensmittelsicherheit
CVUA	Chemisches und Veterinäruntersuchungsamt
CVUA-RRW	Chemisches und Veterinäruntersuchungsamt Rhein-Ruhr-Wupper
DGHM	Deutsche Gesellschaft für Hygiene und Mikrobiologie
DON	Deoxynivalenol
EFSA	European Food Safety Authority
EG	Europäische Gemeinschaft
EHEC	enterohämorrhagische *Escherichia coli*
EU	Europäische Union
GHP	Gute Hygiene Praxis
HACCP	Gefahrenanalyse kritischer Kontrollpunkte (Hazard Analysis and Critical Control Point)
IfB	Institut für Bedarfsgegenstände
IFF	Institut für Fische und Fischereierzeugnisse
JECFA	Gemeinsamer FAO/WHO-Sachverständigenausschuss für Lebensmittelzusatzstoffe (engl.: Joint FAO/WHO Expert Committee on Food Additives)
JVL	Journal für Verbraucherschutz und Lebensmittelsicherheit
hgr.	hochgradig
k. A.	keine Angabe
KbE	koloniebildende Einheit
LAV	Länderarbeitsgemeinschaft Verbraucherschutz
LAVES	Niedersächsisches Landesamt für Verbraucherschutz und Lebensmittelsicherheit
LFGB	Lebensmittel- und Futtermittel-Gesetzbuch
LGL	Bayerisches Landesamt für Gesundheit und Lebensmittelsicherheit
LI	Lebensmittelinstitut
LUA Bremen	Landesuntersuchungsamt für Chemie, Hygiene und Veterinärmedizin (Bremen)
LUA RLP	Landesuntersuchungsamt Rheinland-Pfalz
LUA Sachsen	Landesuntersuchungsanstalt Sachsen
LVI	Lebensmittel- und Veterinärinstitut
m	Richtwert (DGHM)
M	Warnwert (DGHM)
mgr.	mittelgradig
MRI	Max Rubner-Institut
MW	Mittelwert
n	Anzahl untersuchter Proben
n. n.	nicht nachgewiesen
PAK	polycyclische aromatische Kohlenwasserstoffe
PTWI	Provisional Tolerable Weekly Intake – vorläufig duldbare wöchentliche Aufnahmemenge
RLP	Rheinland-Pfalz
RÜb	Rahmenüberwachung
SCF	Scientific Committee on Food – Wissenschaftlicher Lebensmittelausschuss der EU-Kommission
STEC	shigatoxinbildende *Escherichia coli*
Tab.	Tabelle
TDI	Tolerable Daily Intake
VO	Verordnung
VTEC	verotoxinbildende *Escherichia coli*

Berichte zur Lebensmittelsicherheit 2011, DOI 10.1007/978-3-0348-0575-9_10,
© Bundesamt für Verbraucherschutz und Lebensmittelsicherheit (BVL) 2013